ullstein

BOV BJERG, Jahrgang 1965, ist Schriftsteller und Vorleser. Sein erster Roman hieß *Deadline*, sein zweiter, *Auerhaus*, wurde verfilmt und von vielen Theatern inszeniert. Eine Geschichtensammlung erschien unter dem Titel *Die Modernisierung meiner Mutter*.
Mit *Serpentinen* war Bov Bjerg auf der Shortlist des Deutschen Buchpreises 2020.

Bov Bjerg

Serpentinen

Roman

Ullstein

Besuchen Sie uns im Internet:
www.ullstein.de

MIX
Papier
FSC® C083411

Ungekürzte Ausgabe im Ullstein Taschenbuch
1. Auflage März 2021
2. Auflage 2021

Umschlaggestaltung: zero-media.net, München,
unter Verwendung einer Vorlage von Brian Barth
Satz: Pinkuin Satz und Datentechnik, Berlin
Gesetzt aus der Dante MT Pro
Druck und Bindearbeiten: CPI books GmbH, Leck
ISBN 978-3-548-06475-8

1

Um was geht es?

Er sei ausgewandert, im Jahr 1900. Habe Frau und Kinder im Havelland gelassen und sei einfach fort. Seine Holzpantinen habe man in der Elbe gefunden.

Die Tantenstimme klirrte aus den Dauerwellen. Sie diktierte.

Name, Beruf, Bekenntnis.

Sternchen, Datum, Ort.

Kreuzchen, AMERIKA, Fragezeichen.

Über die Seite schrieb ich: AHNENTAFEL.

Viel später war ich in Hamburg und ging die Passagierlisten durch. In Bremerhaven. Auf Ellis Island. Ich fand den Urgroßvater nicht.

Er war nicht ausgewandert. Er hatte sich einfach das Leben genommen. Wie der Großvater und wie der Vater.

Holzpantinen im Fluss: Beweis, dass einer ausgewandert war. Diese Familie hatte es nicht so mit Wirklichkeit oder Logik. (Was vielleicht gar nicht das Gleiche war.)

Urgroßvater, Großvater, Vater. Ertränkt, erschossen, erhängt. Zu Wasser, zu Lande und in der Luft. Pioniere. Ich war noch am Leben. Vor Angst schlief ich ein.

Um was geht es?

Ich rannte los, immer schneller. Das Standbein rutschte weg, ich fiel, ich spürte den Boden am Körper, zog durch und trat mit der Spitze, mit Wucht, gegen den Ball.

Ich erwachte vom Schmerz. Dann ließ der Schmerz nach. Ich hörte den Knall. Dann kam der Schmerz wieder, stärker als vorher.

»Bist du wach?«

Ich öffnete die Augen. Die Wand.

»Hast du gegen die Wand getreten? Warum trittst du gegen die Wand?«

Ich drehte mich um. Große braune Augen. Titelbild eines Elternratgebers. Auf der Stirn die helle Narbe. Er hatte gerade laufen gelernt, da war er losgerannt und hingefallen, mit dem Kopf in die Bierflaschenscherben. Ich hatte nicht gut genug aufgepasst.

Ich streichelte über sein Ohr. So weit waren wir gekommen. Sieben Jahre.

»Was machen wir heute?«

»Mal sehen.«

»Suchen wir Versteinerungen?«

Ich sagte nichts. Ich hasste die Frage.

»Kann ich rausgehen?«

Ich drehte mich wieder zur Wand.

Ich hörte den Jungen rascheln. Das Türschloss klackerte.

Der Schmerz pulsierte in den Zehen, stärker, schwächer, pegelte sich ein.

Ich durfte den Schmerz nicht stören. Ich atmete flacher.

Dass einer irgendwo seine Wurzeln hatte, das Geschwätz

kam vom Stammbaum. Jeder Depp ein Wurzelsepp und saugt das Blut aus dem Boden.

Der Vater aus Brandenburg, die Mutter aus Böhmen, ich von der Alb, M. von der Ostsee, der Junge aus Berlin.

Verbinden Sie die Geburtsorte. Betrachten Sie das Bild. Fällt Ihnen etwas dazu ein?

Krickelkrakel.

Und jetzt lassen Sie uns die Generation davor betrachten.

Ach Gott. (Bomben und Trecks. Arbeit. Suche nach Arbeit. Verhungerte Großmütter. Ledige Kinder, Hochzeiten mit steinalten Männern. Bei ledigen Kindern schrieb man das Sternchen in Klammern. Überfälle, keine Räuber. Morde, keine Mörder. Legenden, Lügen, Familienbla.)

Gestern waren wir im Museum gewesen. Vitrinen voller Fossilien, an den Wänden Schieferplatten mit freigelegten Versteinerungen. Alles sehr lehrreich.

Wale waren keine Fische.

Erdnüsse waren keine Nüsse.

Ammoniten keine Schnecken.

Schautafeln mit den Erdzeitaltern: Kreide, Jura, Trias, Perm. Die Schichten gaben den Zeiten die Namen, das hatte ich schon in der Schule nicht verstanden. Feldspat, Quarz und Glimmer, die vergess ich nimmer.

Das Skelett eines Ichthyosaurierweibchens. Im Bauch die Knochen der Embryos.

Eine Wand voller Seelilien, meterhohe Schieferplatten, die Blütenstängel wie eingefroren im Wind.

Ich sagte: »Guck mal, die Pflanzen da, die haben vor ganz langer Zeit gelebt.«

Der Junge sagte: »Seelilien sind keine Pflanzen. Das sind Stachelhäuter. So wie Seeigel.«

Gleich neben dem Museum lag ein Steinbruch. Eine große Tafel an der Straße wies darauf hin mit vermurkster Typografie. Für ein paar Euro bekam man Hammer und Meißel, und dann konnte man selbst Versteinerungen aus den Schieferplatten klopfen. Ammoniten in allen Größen. Ammoniten waren keine Schnecken. Doch es regnete, und ich musste den Jungen vertrösten.

Im Frühstücksraum stand ein kleiner Tisch, eingedeckt mit Tellern, Tassen, Messern. In einem Flaschenhals steckte eine Gerbera, von dunkelgrünem Draht gestützt.

Ich drehte den Griff der Terrassentür und zog sie zur Seite. Die Morgenkälte schlug mir entgegen. Ich trat hinaus und sah auf die rostigen Schienen.

Der Nebel über den Wiesen löste sich bereits auf in der wärmer werdenden Luft.

Unter der Blautanne legte ein Mann den Kopf in den Nacken. Ein Mann im Trachtenjanker. Der Junge stand auf einem Ast, weit oben im Baum. Die Jeans und der Pulli verbargen ihn zwischen den Zweigen, doch die Springseile, mit denen er immer kletterte, leuchteten, aneinandergeknotet, knallrot, knallgelb.

Der Junge unterhielt sich mit dem Mann. Er quatschte mit jedem. Dem Taxifahrer hatte er eine Stunde lang Witze erzählt. Ich hatte sie alle schon mehrmals gehört und wieder vergessen.

Die Blautanne dürfte hier gar nicht stehen, dachte ich, hier waren nicht die Rocky Mountains oder wo die ihre Wurzeln hatte.

Ich winkte den Jungen herunter.

Ich schüttete Müsli aus dem Dispenser in eine kleine Schüssel, streute zur Tarnung Cornflakes darüber und goss Milch darauf.

Die Inhaberin kam aus der Küche und sagte: »Guten Morgen, Herr Höppner!«

Der Junge sah zu mir. Er verstand nicht.

Ich sagte: »Guten Morgen!«

Ich konnte in den Meldeschein schreiben, was ich wollte. Solange man mich für einen Deutschen hielt, wollte niemand meinen Ausweis sehen.

»Kaffee bitte«, sagte ich.

Der Junge sagte: »Kakao.«

Ich runzelte die Stirn.

Er sagte: »Bitte!«

Ich sagte: »Was machen wir heute?«

»Schlangenlinien!«

Wir fuhren dauernd die Serpentinen hoch auf die Alb, der Junge wollte es so.

»Suchen wir heute Versteinerungen?«

Ich hatte es ihm versprochen, doch das Metaphorische daran kotzte mich an.

»Der Steinbruch hat heute zu«, sagte ich. »Morgen vielleicht.«

Wir gingen zum Auto.

Der Junge rief: »Auf den Schienen steht ein Haus!«

Ich sagte: »Hier fährt kein Zug mehr.«

Das Hotel war mal ein Bahnhof gewesen. Hier hatten die Wandertage begonnen. Senkrecht zum Hang, rauf auf den Kornberg und rüber zum Boßler. Lagerfeuer, Bratwurst am Stecken, Veronika ärgern.

Das Auto war immer noch so dreckig, wie ich es am Flughafen bekommen hatte. Ein kleiner BMW mit einem niederländischen Kennzeichen, einem gelben. Ich hatte vor der Heckklappe gestanden, ratlos. Irgendwann hatte der Junge auf das verdreckte Wappen gedrückt, und die Klappe war aufgesprungen.

Ich sagte: »Hast du deine Wanderstiefel dabei?«

»Im Kofferraum. Soll ich dir zeigen, wie der aufgeht?«

Ich fuhr aus dem Ort raus, im Rückspiegel Nebel, hinter dem Nebel der Schatten der Alb.

Ortseingangsschild, Ortsausgangsschild. Wieder Wiesen, dann der Wald, in dem ich die Nacht verbracht hatte, als ich abgehauen war. Der Schlittenbuckel. Die Mülldeponie. Jetzt standen Reihenhäuser darauf.

Ortseingangsschild.

Ich bog ab, Richtung Fußballplatz. Wir rollten am Haus vorbei.

In der Einfahrt stand ein schwarzer VW-Bus, getönte Scheiben. Dicht am Zaun parkte ein kleiner Mercedes. Aus dem Bus hüpften zwei Kinder, vielleicht vier und sechs Jahre alt. Die Sträucher waren dichter und höher, sie waren jetzt so hoch wie das Haus. Man sah nur den Dachfirst. Ich suchte das kleine runde Loch über dem Dachbodenfenster, durch das immer die Vögel rein- und rausgeflogen waren. Ich konnte es nicht erkennen. Vielleicht hatten sie den Dachboden inzwischen ausgebaut.

Der Junge sagte: »Warum fahren wir so langsam?«

Ich sagte: »In dem Haus bin ich auf die Welt gekommen. Siehst du das Fenster? Das mit dem Kürbis oder was das ist? In dem Zimmer.«

Der Schmerz im Fuß wurde stärker. Ich musste den Schuh ausziehen, doch ich konnte nicht einfach anhalten. Wir waren schon viel zu auffällig mit dem ausländischen Nummernschild.

Der Junge sagte: »An was ist der Opa eigentlich gestorben?«

»Du meinst, mein Papa? Oder der von Mama?«

»Na, deiner.«

»Er war krank.«

Der Junge war jetzt so alt wie ich damals.

»Aber was hatte er denn? Krebs?«

Ich fürchtete, er könnte Angst bekommen, dass ich es auch tun würde. Und ich wusste nicht, wie ich ihm die Angst hätte nehmen können, ohne ihn anzulügen.

Der Junge sagte: »Können wir mal Oma besuchen?«

Ich sagte: »Das Heim hat heute zu. Vielleicht morgen.«

»Um was geht es«, sagte der Junge.

Ich sagte: »Es geht um die Serpentinen.«

»Um was geht es«, sagte der Junge.

Ich sagte: »Um die Serpentinen. Es geht darum, sich in die Kurve zu legen.«

»Um was geht es«, sagte der Junge. Er lachte.

»Ser-pen-ti-nen!«, rief ich. »Dass man sich nach links lehnt, dann nach rechts. Dass man Gas gibt bergauf, in der Kurve!«

Er fragte: »Geht es ums Schalten?«

»Nur ums Schalten. Links treten, am Knüppel schalten.«

Ich hakte einen Gang runter: »Gas geben, dann die Kupplung kommen lassen, so schnell wie möglich, ohne dass er absäuft.«

Gas geben war ein Scheißausdruck.

Hinter der letzten Kurve lag ein Wanderparkplatz, hoch genug über den Fichten, da konnten wir hinunterschauen in die Ebene. Ich fuhr rechts ran.

»Gibst du mir ein Bier?«

Der Junge langte in den Fußraum.

»Danke.«

Ich zog ein wenig am Verschluss, es zischte, der Schaum drängte heraus. Als er nachließ, zog ich die Dose ganz auf.

Die Bläschen kitzelten an der Lippe, ich schluckte sie weg und schmeckte das Bier. Das Bier war warm. Das war egal. Das erste Bier schmeckte nie. Schuld und schlechtes Gewissen, danach schmeckte das erste Bier.

Der Junge sah mich an, skeptisch. Er presste die Lippen zusammen. Das war ich auf dem Kommunionfoto, in der Hand die brennende Kerze. Drum herum alles dunkel: der Hintergrund, das Samtjackett. In der Mitte ein helles Gesicht, hellblondes Haar, der Schein der Flamme.

»Gibst du mir noch ein Bier?«

Alpha und Omega.

Das zweite Bier war leichter. Ein großer Schluck, noch einer.

Wir sahen uns an.

Noch einer.

Ich sah mich mit den Augen des Jungen. Wie betrunken war er schon? Wie war er gelaunt? Was hatte er vor?

Mit seinen Augen und seiner Panik vor dem, was passieren würde.

Der Junge hatte einen Knick im Ohr. Die Ohrmuschel war am oberen Rand einfach nach unten geknickt. Wie ein

Eselsohr. Ich streichelte seine Wange, streichelte das Ohr. Ein Lesezeichen, von Geburt an. Jedes Mal, wenn es mir wieder auffiel, dachte ich: So weit sind wir gekommen.

Am Tag seiner Geburt hatten wir zu lange gewartet. Am Olympiastadion standen wir im Stau. Ich hatte mich verrechnet. Das Pokalfinale war gerade zu Ende. Das war verrückt, ich hatte das Pokalfinale vergessen.

Wir kamen auf der Station an, und schon begannen die Presswehen. Während jeder Wehe rauschte seine Herzfrequenz in den Keller. Die Hebammen tuschelten, eine rannte raus, der Arzt kam dazu. M. krallte sich an meiner Hand fest, kniff die Augen zusammen, vom unteren Ende des Bettes hörte ich »OP« und »bereit halten«.

Schließlich holten sie ihn mit der Glocke.

Er hatte einen Knoten in der Nabelschnur, und mit jeder Wehe war der Knoten zugezogen worden, sodass ihn kein frisches Blut erreichen konnte.

Die Hebamme gab mir eine dieser gebogenen Scheren.

Sie zeigte auf eine Stelle an der Nabelschnur.

»Kräftig drücken.«

Ich zögerte.

»Das tut keinem weh.«

Die Schnur war fest wie ein Stromkabel.

Ich behielt die Schere in der Hand. Gleich darauf, im Durcheinander, steckte ich sie ein.

Der Junge drückte auf die Tasten der Fensterheber. Die Scheiben summten. Unten in der Ebene war es immer noch diesig.

Ich zog den Schuh aus. Die Zehen waren dunkelrot geschwollen.

In der Ferne hörten wir die Autobahn. Ich wusste, wo sie verlief, doch wir konnten sie kaum erkennen. Tausende von Autowanderern in blitzeblanken Volkskraftwagen, die stolz vorüberrollten und hinaufblickten zur schönen, schönen Alb.

Ich sah eine Autobahn und dachte: Nazis.

Ich sah Gleise und dachte: Deportationen.

Ich wollte weiter hoch zur Baustelle. Die nackte Sohle lag auf dem Pedal, und mir kam es kurz so vor, als sei immer noch Sommer.

Ich wollte sehen, wie sie die Zerstörung bauten. Es waren Österreicher, hatte man mir erzählt, die da oben DIE GROSSE ABKÜRZUNG bohrten.

Wir bogen in das schmale Tal. Unterhalb der Straße lag eine Siedlung aus gestapelten Containern. Neben den Containern hing an einem geschälten Baumstamm tatsächlich eine rot-weiß-rot gestreifte Flagge.

Ich sagte: »Schau mal raus.«

Die Straße führte bergauf, die Kurven waren noch enger als vorher.

»Um was geht es!«, rief der Junge.

»Serpentinen!«, rief ich. »In der Kurve aufs Gas!«

Der Junge klebte am Fenster.

»Da!«

Gegenüber, oben am Hang, glotzten zwei riesige schwarze Löcher.

Ich sah hinunter zum Bach. Erst jetzt erkannte ich die braunen Rechtecke, Waldboden ohne Wald.

Sie zogen bereits den ersten Pfeiler hoch.

Ich hatte gleich den Zeitraffer vor Augen, auf YouTube

oder sonst wo: Die Pfeiler wuchsen aus dem Boden, der Beton schob sich aus dem Berg über das Tal, Stroboskopgezitter über den Bildern, Sonnenaufgang, Sonnenuntergang, Frühling, Sommer, bunt, dann weiß, über das Tal und wieder hinein in den anderen Berg. Und schon flitzten die Züge hin und her, als ob es nie anders gewesen wäre.

Die GROSSE ABKÜRZUNG sparte viel Zeit auf der Strecke von Paris nach Bratislava, also von Stuttgart nach Ulm.

Fünf Minuten, zwanzig Sekunden schneller im Osten.

Das war die ganze Zivilisation: Es fing an in der Höhle, ich drillte kleine Löcher in Gänsegeierknochen und flötete Beschwörungen, ich schnitzte aus Mammutzähnen Figuren von Löwenmenschen und kopflosen Frauen mit exorbitanten Brüsten, dann erfand ich das Rad, rodete den Wald und hob Entwässerungskanäle aus, mauerte Aquädukte, asphaltierte Autobahnen und verlegte Schienen, veranstaltete einen Weltkrieg, einen Völkermord und ein Wirtschaftswunder, untertunnelte alles doppelt und dreifach, und wenn ich es geschafft hatte, das letzte Planquadrat bis an den Rand zu erschließen, dann konstruierte ich ein Raumschiff und startete nach Alpha Centauri und ließ den ganzen Quatsch hinter mir und hatte gewonnen, und das Spiel war zu Ende.

Die Vernichtungslager lagen nicht hinter Bratislava, die lagen viel weiter nördlich. Die Tunnel und die Brücke würden sicher sehr schön werden.

Auf der Albhochfläche blies der Wind von der Seite. Ich hatte Mühe, die Böen auszugleichen. Windräder kontrollierten den Himmel über den Äckern. Die einbeinigen Herrscher.

»Was war das?«

»Ein Igel.«

Wir fuhren an Ave Maria vorbei. Wallfahrtskirche, scheußlichster Spätbarock.

»Willst du sehen, wo Oma und Opa geheiratet haben?«

Meine Mutter hatte sich verpflichten müssen, künftige Kinder katholisch taufen zu lassen. Der Vater war evangelisch, es war ihm also egal.

Der Junge stöhnte: »Eine Kirche?«

Ich sah nicht rüber. Wenn er in diesem Tonfall etwas sagte, rollte er dabei mit den Augen.

Ich dachte an Veronika, die von hier oben kam. Die immer so leise gesprochen hatte.

Die Schulbänke aufgestellt wie ein Hufeisen, das hieß: kein Lehrer, der die ganze Zeit redete, sondern Gespräche und Diskussionen. Für Veronika musste das Hufeisen die Hölle gewesen sein.

Wir verarschten sie, wo es ging.

Ein Lehrer verkündete, dass eine Schultheatergruppe gegründet werden würde. Ob jemand Interesse habe, daran teilzunehmen?

Ich rief: »Veronika!«

Alle lachten. Veronika wurde rot und sah nach unten, auf ihre Schulbank am Hufeisenrand.

Ihr Vater wollte nicht, dass sie aufs Gymnasium ging. Sie fuhr jeden Morgen mit dem Bus eine Stunde lang von der Alb die Serpentinen hinunter. Im Winter, wenn zu viel

Schnee gefallen war, kam sie nicht. Sie machte ein sehr gutes Abitur, Einskommanochwas, und dann ging sie doch nur auf die Hotelfachschule im Nachbarort.

»Du hast gesagt, es gibt hier eine Höhle.«

Die Höhle war gut ausgeschildert, und trotzdem hätte ich sie fast nicht gefunden. Ich konnte mir einfach nicht vorstellen, dass der Wegweiser recht hatte, der auf die Einmündung eines verlassenen Feldwegs zeigte.

Der Junge drückte auf das Wappen, die Heckklappe sprang auf.

»Du musst mir die Schuhe binden.«

Das kam von den elenden Klettverschlüssen. Er konnte keine Schleife binden, obwohl er bereits zur Schule ging. Wieder etwas, das ich verpennt hatte, ihm beizubringen.

Ich sagte: »Fest auftreten!«

Er lehnte sich gegen mich.

Ich zog an den Kordeln, sein Fuß rutschte weg. Im Fallen hielt er sich an mir fest.

»Fest auftreten!«

»Du hast so gezogen!«

»Du hast nicht damit gerechnet, dass ich so stark bin, was?«

»Haha, du und stark!«

Er schlang den Arm um meinen Hals. Ich stand auf, er hing an mir herunter und zappelte.

Ich röchelte: »Na? Bin ich stark? Bin ich stark?«

Ich setzte ihn ab. Er drehte mir wieder den Rücken zu, ich kniete mich hinter ihn und schnürte die Stiefel. Ich musste sie von hinten schnüren, als ob es meine wären, sonst hätte ich keine Schleife hinbekommen.

Vorm Eingang der Höhle saßen an einem Biertisch ein Mann und eine Frau. Die Frau trug ein schwarzes Kopftuch. Sie nickten uns zu. Der Mann lächelte, die Frau sah gleich wieder hinunter auf die Tischplatte.

Die Kassiererin sagte: »Das sind Unsere. Die kommen jeden Tag hierher. Die helfen hier aufräumen. Machen die Abfallkörbe leer und so. Dann sitzen sie auf der Terrasse und kriegen einen Kaffee.«

Ich erwartete eine abfällige Bemerkung. Es kam keine.

Ich sagte: »Grüß Gott. Salam aleikum. Where do you come from?«

Der Mann antwortete: »Aleikum salam. We are from …«

Die Frau: »… aus Laichingen.«

Eine Stahltreppe führte steil nach unten. Ich schloss die Augen. Der Handlauf war nass und kalt. Ich hörte unsere Tritte und das Geplapper der Tropfen. Die Noppen der Stufen fühlten sich gut an auf der nackten Fußsohle. Kälte und Nässe betäubten den Schmerz.

Ich hatte die Jacken vergessen.

»Frierst du?«

»Geht.«

Der Junge zählte die Stufen. Es ging immer tiefer.

Der Junge sagte: »304.«

Ich machte die Augen auf. Hier war es trocken. Ich versuchte mir vorzustellen, wo genau wir waren, wie tief und wie weit vom Ausgang entfernt, doch es gelang mir nicht.

Eine Treppe führte nach oben.

Eine Stimme aus dem Lautsprecher sagte: »… verabschieden wir uns mit dem Gruß der Höhlenforscher: Glück tief!«

Ich dachte: Du mich auch.

An einer Bushaltestelle hielten wir noch einmal an. Die Haltestelle lag oben am Berg, weitab von jedem Wohnhaus. Eine Landstraße mündete in eine andere, und auf dem Fahrplan hieß die Haltestelle einfach »Kreuzung«, schon immer.

Der Dunst war fort, der Blick nach unten war frei.

»Gibst du mir noch ein Bier, bitte?«

Unter uns am Hang stand eine dunkelbraun gebeizte Scheuer. Sie hatte schon immer da gestanden. Um einen alten Tränkewagen lagen Kühe, weiter unten begann die Ebene.

»Weißt du, wie der Berg hier heißt? Galgenbuckel.«

»Gibt es hier Galgen?«

Der Junge öffnete den Verschluss seiner Wasserflasche, setzte sie an den Mund, und während er schluckte, suchte er mit den Augen den Hang ab.

Unter uns lagen Wäldchen und Äcker und Wiesen, zukünftiges Bauland. Hinten der große Betonwürfel vom Müllheizkraftwerk, der dünne Schlot daneben. Ein weißer Riegel, das Kreiskrankenhaus.

Rotbraune Ziegeldächerflecken, darin ragten die Stacheln der Kirchen auf. Damit sich der Allmächtige nicht hinpflanzte hier mit seinem breiten Arsch.

In der Dämmerung sahen wir die Lichter der Flugzeuge im Anflug auf Stuttgart, sie kamen von Norden, sie waren nur Millimeter voneinander entfernt. Sobald ein Lichtpunkt am Boden verschwand, erschien ein neuer am Horizont.

Die Angestellten kehrten zu ihren Familien zurück. Ein Blick auf das schlafende Kind, ein Kuss auf die Wange der Frau, die noch am Computer saß und das Familienleben organisierte. Das Protokoll vom Elternabend, Schuhe bestellen, Fotos vom Kind an die lieben Verwandten.

Morgen früh würden die Männer wieder losfliegen.

Am liebsten würde ich immer hier sitzen bleiben, an der Bushaltestelle, dachte ich. Und dann kamen die Erdzeitalter und legten sich auf mich. Das Präteritum, das Präsens, das Futur. Diese Versteinerung da, im Präteritum, schau mal, das bin ich.

Der Alkohol flutete jetzt meinen Körper. Die Anspannung ließ nach.

Unten trieb ein Heißluftballon. Langsam zog er vorüber. Ich sah von oben auf den Ballon, auf seine ungeschützte Schädeldecke, und das gab mir den Rest.

Auf einmal rann mir Wasser übers Gesicht.

Der Junge erzählte einen Witz, den ich sofort wieder vergaß.

Veronika traf ich zufällig wieder in Kalifornien, lange nach unserer Schulzeit. Ein großes Konferenzhotel, fünf Sterne, Blick auf den Pazifik. Ich wollte auschecken.

Sie stand hinter der Rezeption und gab den Empfangsdamen Anweisungen. Dann wandte sie sich zu mir. Sie tippte die Zimmernummer und sah auf. Woher kannte ich das Gesicht? Sie nannte meinen alten Spitznamen, fragend.

Wir wechselten in den Dialekt. Das war keine bewusste Entscheidung.

Wie ein Maler den Pinsel, ohne lange nachzudenken, in die richtige Farbe am Rand der Palette tauchte.

Wir ließen die erste Fremdsprache einfach aus, das Hochdeutsche, die Zwangssprache der Oberschule. Auf dem

Weg vom Dialekt zum Englischen war es überflüssig und auf dem Weg zurück erst recht.

Ihr Vater war schon lange tot. Sie sagte im Dialekt »well« und »like« und »kind of« und »you know«, Tröpfchen der Farbe von eben.

Nein, bei der Beerdigung sei sie nicht gewesen. Zu viel zu tun.

Sie sah mir ins Gesicht.

Sie war hier die Chefin. Ihr gehörte der Laden.

Sie sprach so leise wie früher, doch jetzt klang es nicht mehr verzagt. Jetzt klang es bestimmt.

Sie sah mich ernst an, als wollte sie zu verstehen geben: Es ist lange her, doch ich habe nichts vergessen.

Es war also möglich, sich zu befreien, dachte ich später, nicht nur in Romanen und Filmen und Songs, sondern auch im richtigen Leben.

Ich freute mich tagelang. Eine ganz einfache feministische, sozialistische Freude. Eine ganz kindische Freude.

Veronika hatte sich befreien können von ihrem Vater, von ihrem Dorf und von Arschlöchern wie mir.

»Um was geht es?«, fragte der Junge.

Ich antwortete: »Es geht um die Serpentinen. Möglichst spät bremsen, runterschalten, in der Kurve Gas geben.«

»Was war das?«

»Ein Fuchs, glaube ich, ein kleiner. Oder eine rote Katze.«

Nach dem Abendessen standen wir auf den Schienen und sahen nach oben. Der Große Wagen mal wieder.

Der Junge: »Und das daneben? Was sind das für Sterne?«

»Hab ich vergessen.«

»Du hast doch so eine App, auf dem Telefon. Die Sterne erkennt.«

»Das Telefon bleibt in der Dose.«

Ich kam mir blöd vor dabei, doch jeder behauptete etwas anderes, was man tun musste, damit man nicht zu orten war.

Ich legte den Arm um die Schulter des Jungen und zog ihn an mich heran, fest. Ich küsste ihn auf die Stirn. Er drehte sich aus meinem Griff heraus.

Ich versuchte es noch einmal. Jetzt wehrte er sich nicht.

Er sagte: »Ich bin traurig.«

Ich sagte: »Du bist müde. Das ist was anderes, oder?«

2

Der Junge stapfte den Kreuzweg im Zickzack hoch. Er rannte in Zeitlupe, als ob der Asphalt eingeleimt wäre.

Ich hatte den Weg nicht so steil in Erinnerung.

»Um was geht es!«, rief der Junge und klebte in der Kurve mit schiefem Oberkörper.

Ich humpelte hinterher.

Die Kirche hockte oben am Hang. Vor ihr die Wiesen, ein paar Obstbäume mit rotgelben Blättern, hinter ihr der Wald. Ein geschwungener Giebel, ocker, darauf das Glockentürmchen, näher am Himmel die schwarze Zwiebel, noch näher am Himmel das goldene Kreuz.

Ich tippte die Fingerspitzen ins Weihwasser, als ob ich es nie anders gemacht hätte.

»Was machst du?«

Es war eine Kindergewohnheit. Ich hatte sie abgelegt, als ich nicht mehr an Gott, Jesus Christus, den Heiligen Geist und schon gar nicht an die Auferstehung der Toten und das ewige Leben glauben konnte. Abgelegt für lange Zeit.

Dann nahm ich die Gewohnheit wieder an. Ein verlorener Sohn, der in der vertrauten Geste Geborgenheit fand. Wenn ich eine Kirche betrat, bekreuzigte ich mich wieder, als ob es die Zeit dazwischen nicht gegeben hätte. Ich tat, als ob ich dazugehörte.

Die Geste wirkte vermutlich wie das Ritual eines gläubigen Kindes. In Wirklichkeit war es die Schauspielerei des Apostaten, der die Gemeinschaft der Gläubigen längst verlassen hatte. Eine Unterschrift in einem Sachbearbeiterbüro auf dem Amtsgericht Wedding hatte genügt. Ein Dutzend Leute nebeneinander auf Plastikschalenstühlen im Flur, Tür auf, der Nächste!, Tür zu. Das Formular, r.-k. / ev., Nichtzutreffendes streichen, Unterschrift, und damit war das Christentum in diesem Zweig der Familie zu Ende.

»Ein Kreuz.«

Ich tippte die Finger noch einmal in die kleine Schale neben dem Tor.

»Stirn im Namen des Vaters, Brust und des Sohnes, links und des Heiligen, rechts Geistes.«

»Das ist eklig.«

Im Rücken der letzten Kirchenbank war das Gotteslob gestapelt. Der Einband war jetzt grau. Aus den Büchern hingen Lesebändchen heraus. Wollst endlich sonder Grämen aus dieser Welt uns nehmen durch einen sanften Tod.

Im Inneren der Kirche war alles weiß und golden und geschnörkelt. Sie hatten dem lieben Gott ein riesiges Mädchenzimmer hingestellt.

Die Wände waren so verrammelt mit Stuck und Gipsfigürchen und Bommeln, dass fast nichts mehr zu erkennen war.

Jede freie Stelle musste ausgemalt, jede Lücke musste mit einer Botschaft gestopft werden. Der Chor hing voller Engel, noch in der letzten Ecke flatterte einer, damit nur niemand auf die Idee kam, die Leere anders zu füllen.

Das war die Kunst von Geisteskranken, dachte ich. Barock brut. Die Botschaft des Künstlers musste in den letzten Winkel hineingeschrieben werden: »Ich war hier. Und hier war ich auch. Und hier. Und hier und hier und überall. Es gibt mich! Ich bin! Ich bin!«

Die Decke gefiel mir. Goldene Ranken und Pünktchen und Linien, dazwischen sogar kleine Flächen von schlichtem Weiß. Raum für private Notizen.

Die Kuppel sah aus wie eine Tischdecke, die eine Riesenkuchenoma nur am Sonntag aus dem Schrank holte.

Der Junge sagte: »Das sieht aus wie eine Tischdecke.«

Ich sagte: »Zwischen dem Tisch und der Tischdecke, da stehen wir. Und darüber, also darauf, da steht der Gugelhupf.«

Der Junge: »Gugelhupf?«

Vor diesem Altar hatten die Eltern geheiratet. Als der Vater bereits tot war, fiel mir die Fotografie entgegen, als ich eines der Bücher aus der Schrankwand nahm. »Götter, Gräber und Gelehrte«, Bertelsmann Lesering. Auf dem Titel des Buches waren Hieroglyphen zu sehen und eine Frau mit einem mürrischen Mund und einem seltsamen Turm auf dem Kopf. Der Mann neben ihr war senkrecht abgeschnitten. Sie hielten einander an ganz schlecht gezeichneten Händen, die Finger alle gleich lang und parallel wie Buntstifte in einem Federmäppchen.

Ich wusste nicht, wie das Hochzeitsfoto in das Buch geraten war. Fotos wurden sonst im Album aufbewahrt, mit Klarsichtecken auf die Seiten aus Karton geklebt. Fotos wurden nicht als Lesezeichen eingesetzt.

Die Fotografie war winzig, wenig größer als ein Passbild, schwarz-weiß mit einem dünnen, weiß gezackten Rand.

Der Hochaltar nahm den größten Teil des Fotos ein, klein vor dem Altar konnte ich, wenn ich eine Lupe nahm, die Rücken der Eltern sehen. Sie saßen auf Stühlen, schwarz der Vaterrücken, weiß der Mutterrücken, beide ungefähr drei Millimeter hoch, ich hatte es mit dem Lineal nachgemessen. Die Kirchenbänke waren fast leer.

Am Tag der Hochzeit sagte die Mutter des Bräutigams, die Selbstmörderwitwe, zur Braut, der zukünftigen Selbstmörderwitwe: »Das mit dem Trinken wird besser, wenn er verheiratet ist. Wenn er für Kinder sorgen muss, wird das besser.«

(Das hatte mir die Braut selbst erzählt, viel später, als sie schon klüger war.)

»Was ist ein Gugelhupf?«

»Marmorkuchen.«

Eine der böhmischen Urgroßmütter sei während der Trauung verschwunden. Ein Evangelischer in der Familie, das habe ihr nicht gefallen. Noch vor dem Jawort sei sie aufgestanden, aus der Bank getreten, habe sich bekreuzigt und die Kirche eilig verlassen.

Sie sei den ganzen Weg zu Fuß nach Hause gegangen, den Kreuzweg hinunter zur Straße, ins nächste Dorf, über die Ebene der Alb, den Trauf hinunter. Erst am nächsten Morgen sei sie zu Hause angekommen. Sie habe unterwegs lange mit der Muttergottes gesprochen, mit unklarem Ergebnis, so hieß es. Legenden, Lügen, Familienbla.

Familienbla, das war das wiederkehrende Gerede. Das war die Ereignisschilderung, die jedes Mitglied der Familie Wort für Wort mitsprechen konnte. Die Höflichkeit verbot es, die begonnenen Sätze zu übernehmen und zu Ende zu führen.

Die Formel lautete: (E + G) × V = F.

Klammer auf, Ereignis (»so war das«) plus Gefühl (»das war schlimm«), Klammer zu, mal Variation (der eine sagte: »Vielleicht war es auch zwei Tage vorher«, die andere: »Nein, es war am Dingsdabums, das weiß ich noch ganz genau, weil«) gleich Familienbla. Das »weil« im Faktor Variation bot Gelegenheit, ein beliebiges anderes Familienbla einzufügen, wodurch sich die Legenden auf immer wieder andere Weise ineinander verschachtelten, oft gar nicht erst zu Ende erzählt wurden, was niemanden störte, da sie ohnehin allgemein bekannt waren.

Auf Dokumente war Verlass, nicht auf zurechtgeschraubte Anekdoten. Das Foto mit der Mutter und dem Vater, drei Millimeter hoch, darauf war Verlass.

Wir gingen um die Kirche herum, an einer verputzten Mauer vorbei. Ein geschmiedetes Tor stand offen. Der Junge sah mich an, ich nickte, ohne zu wissen, was uns dahinter erwartete.

Hinter der Mauer saß ein Mönch. Ich erschrak. Er trug

eine braune Kutte, im Rücken hing die Kapuze, von der Seite baumelte der Gürtelstrick. Ein Kälberstrick, ein Gipserseil.

Ich sagte: »Grüß Gott.«

Ein Reflex.

Der Mönch sagte: »Grüß Gott.«

Ich fürchtete, der Mönch könnte glauben, dass ich mich über ihn lustig machte. Ich wusste nicht, wie man einen Mönch richtig grüßte.

Er rauchte. Vielleicht war es kein echter Mönch. Durften Mönche rauchen?

»Das ist der Kräutergarten«, sagte ich zum Jungen und drehte ihn wieder zum Tor.

Rauchen durfte er, ficken nicht. Eine eigenartige Religion.

Wir stiegen den Kreuzweg hinunter, Richtung Parkplatz.

Auf dem ersten Bild, oben am Weg, legten sie Jesus ins Grab. Am Hang gegenüber breitete sich eine Wiese aus, die Wacholderbuschkugeln hingen daran wie Kletten an einer Wolldecke.

Der Junge rannte, er rief: »Um was geht es!«, und stolperte aus der Kurve.

Ich dachte an meine erste Beichte, am Tag vor der Erstkommunion. Die Kirche war fast leer, eine riesige Halle mit unendlich langen Bänken.

Die anderen Kommunionkinder waren froh, nicht zu Hause zu sein und mit ihrem Vater das Auto waschen zu müssen. Und sie waren traurig, nicht zu Hause zu sein und mit ihrem Vater im Autoradio die Fußballbundesliga hören zu können.

Ich stellte mir vor, einen Vater zu haben, mit dem ich das Auto wusch und Bundesliga hörte. Tor in Kaiserslautern! Was ist da los in Gladbach?

Die Kinder, die die Beichte noch vor sich hatten, standen in einer langen Reihe am Beichtstuhl an. Die, die herauskletterten, verwandelt, gereift, verteilten sich in den Bänken und begannen zu beten.

Der Beichtstuhl war dunkelbraun, fast schwarz. Pater Cornelis saß darin.

Pater Cornelis machte es uns leicht, indem er dem Ritual den letzten Rest von Sinn nahm. Wir sollten einfach die Gebote durchgehen, von eins bis zehn.

Ich beichtete: »Erstes Gebot: nichts. Zweites Gebot: nichts: Drittes Gebot: Ich habe den Tag des Herrn nicht geheiligt.«

Beichten wie Malen nach Zahlen.

Pater Cornelis stammte aus den Niederlanden. Er war nach dem Krieg entsandt worden, um den Glaubensgeschwistern in der Diaspora beizustehen.

Die katholische Kirche in unserer Siedlung war erst nach dem Krieg gebaut worden, sie war schmucklos und schmal, doch ihr Dach war so steil, dass sie, die neue Kirche am Ortsrand, die alte prächtige Kirche im Dorfkern, die seit der Reformation evangelisch war, um ein paar Meter überragte.

Der Großvater war Zimmermann. So einen hohen Dachstuhl hatte er noch nie gebaut.

Katholische Studenten aus den Niederlanden hatten, den deutschen Verbrechen zum Trotz, beim Bau der Kirche geholfen. Konfession ging vor Nation.

Die katholische Gemeinde bestand ausschließlich aus

Flüchtlingen. Gemeindesprache war der Dialekt des Böhmerwalds. Später kamen Italienisch und Spanisch dazu. Die Ausländer standen hinten, hinter der letzten Bank. Manche lehnten an der Wand. Die Sitzreihen waren bereits voll. Dazu kam: Die Ausländer verstanden kein Deutsch. Sie ahnten nicht, wann man zu sitzen, zu knien, aufzustehen hatte. Wer hinten stand, der stand einfach die ganze Zeit und konnte nichts falsch machen. Kein Gehampel zur Unzeit, kein runter, vor, hoch. Einfach stehen, bis der Gottesdienst vorbei war.

Der Großvater war Zimmermann, wie Jesus, doch nach dem Dachstuhl baute er für die Gemeinde nur noch zum Advent die Krippe auf, jedes Jahr, vorne rechts unterm ewigen Licht.

»Zehntes Gebot: nichts.«

Ich hatte zum ersten Mal in meinem Leben gebeichtet. Ich gehörte fast dazu.

Ich versuchte, durch das hölzerne Spalier zu sehen. Obwohl meine Augen sich an die Dunkelheit im Beichtstuhl gewöhnt hatten, erkannte ich nichts.

Ich hörte nur die Stimme von Pater Cornelis: »Drei Vaterunser und einen Rosenkranz. So spreche ich dich los von deinen Sünden. Im Namen des Vaters und des Sohnes und des Heiligen Geistes.«

Die Sünden zu vergeben, darin lag die Macht des Vaters. Eine Mutter konnte man nicht darum bitten. Eine Mutter liebte ohne Bedingung. Ein Vater dagegen bestrafte oder vergab.

Ich stieg aus dem Beichtstuhl und schlängelte mich in eine Bank, ganz hinten.

Ich konnte den Rosenkranz nicht auswendig. Doch wenn

ich ihn nicht betete, vergab Gott meine Sünden nicht. Ich betete drei Vaterunser und wusste nicht mehr weiter.

Zur Buße für meine Sünden und zur Buße dafür, dass ich den Rosenkranz nicht konnte, erlegte ich mir weitere zehn Vaterunser auf.

Andere Kinder kamen aus dem Beichtstuhl, beteten und verließen die Kirche. Als alle gebeichtet und gebetet hatten, als alle gegangen waren, hievte Pater Cornelis sich aus dem Beichtstuhl, ging Richtung Altar und verschwand, ohne sich umzusehen, in der Sakristei.

Ich war allein in der Kirche. Ich erlegte mir noch einmal zehn Vaterunser auf.

Vater unser, der du bist im Himmel.

Denn dein ist das Reich und die Kraft und die Herrlichkeit in Ewigkeit. Amen. Vater unser, der du bist im Himmel.

Die Kirchenfenster begannen zu leuchten, prächtig buntes Licht fiel herein.

Denn dein ist das Reich und die Kraft und die Herrlichkeit in Ewigkeit. Amen. Vater unser, der du bist im Himmel.

Das Licht wurde schwächer, die Fenster wurden grau, dann schwarz.

Ich betete weiter.

Vorne, neben dem Tabernakel, leuchtete rot ein kleines Licht. Das ewige Licht. Was, wenn das jetzt ausging?

Denn dein ist das Reich und die Kraft und die Herrlichkeit in Ewigkeit. Amen.

Was machst du hier?

Das war die Stimme des Bruders.

Ich bete.

Wie viel musst du noch?

Ich weiß es nicht.

Der Junge kam wieder den Kreuzweg hoch.

Er deutete mit dem Kinn nach unten.

Eine Prozession federte den Berg herauf. Über den Köpfen ragten Kreuze und bunte Fahnen. Ich konnte nicht verstehen, was die Menschen sangen, der Wind zerfledderte die Verse und die Melodie. Ich trat vom schmalen Fußweg auf die Wiese und zog den Jungen mit.

Die Ministranten schritten voraus. Weiße Chorhemden, darunter flatterten die roten Talare. Die Ordenskleidung der Kinder, die sich Gott versprochen hatten, Gott und seinen Vertretern, und seine Vertreter durften in Gottes Namen mit diesen Kindern machen, was sie für richtig hielten, das gelobten die Kinder mit ihrer Kleidung.

Der größte Ministrant schwenkte das Weihrauchfass im Rhythmus seiner Schritte.

Ich erkannte jetzt die Marienbilder auf den Wimpeln.

Die Wallfahrer zogen an uns vorbei. Ich nickte den Erwachsenen zu.

Der Gesang war immer noch nicht zu verstehen. Jeder Mund akzentuierte die Silben anders und sang sie auf etwas andere Töne. Die Laute verteilten sich ohne erkennbare Wahrscheinlichkeit um eine gedachte Linie herum, die mein Ohr nicht berechnen konnte.

Am Ende marschierte eine Blaskapelle.

Wer Ministrant war, gehörte dazu. Gehörte zur Gemeinde, fast wie ein Kirchengemeinderat. Gehörte zu Gott, dem Vater.

Ich wollte Ministrant sein.

Ministrieren, das hieß: auf der Bank sitzen, nach vorn sehen, vor dem Altar knien.

Mein Blut, das für euch und für alle vergossen wird zur Vergebung der Sünden. Die Glöckchen aufnehmen. Tut dies zu meinem Gedächtnis. Klingeln.

Wieder auf der Bank sitzen, auf den Einsatz warten und nicht lachen. Das war eine gute Vorbereitung auf das Leben.

Der Gottesdienst. Die Langeweile und die Sicherheit des ewig gleichen Ablaufs. Väter wurden verrückt und starben, Häuser konnten nicht abbezahlt werden, Kinder wurden grün und blau geschlagen, doch der Gottesdienst fand jeden Sonntag statt, begann jeden Sonntag um die gleiche Uhrzeit, halb zehn, und er fand jeden Sonntag auf beruhigend gleiche Weise statt, und ich kniete vorn, tut dies zu meinem Gedächtnis, hob das Glöckchen und klingelte.

Mein Blut, das für euch und für alle vergossen wird.

Mein Hals, der für euch und für alle erdrosselt wird.

Mein Kopf, der für euch und für alle erschossen wird.

Mein Puls, der für euch und für alle geschnitten wird.

Mein Bauch, der für euch und für alle vergiftet wird zur Vergebung der Sünden.

Ich hob das Glöckchen.

Tut dies zu meinem Gedächtnis. Und klingelte.

Ein helles Klatschen hallte im Kirchenschiff. Pater Cornelis zog seine Hand zurück.

Martin Deichmann hatte aus dem Altpapier eine Illustrierte mit nackten Frauen gezogen. Aus dem Altpapierstapel hinter der Kirche, neben dem Eingang zur Sakristei. WIR SAMMELN HIER Zeilensprung IHR ALTPAPIER.

Martin blätterte darin in der Kirchenbank, während Pater Cornelis zu den Ministranten sprach.

Martin legte Seite um Seite um, wir schauten ihm schweigend über die Schulter. Ich sah eine große hautfarbene Fläche, zweigeteilt. Eine Scheide oder eine Arschritze oder der Spalt zwischen Brüsten oder einfach ein Knick in der Heftseite.

Pater Cornelis' massiger Leib schoss ohne Laut in die Kirchenbank, er riss Martin Deichmann das Heft aus den Händen und schleuderte es von sich, es flatterte über die Bänke nach vorn und blieb vor dem Altar aufgeschlagen liegen. Pater Cornelis holte aus und klatschte seine Pranke in Martins Gesicht.

Martins Eltern erfuhren nichts von der Ohrfeige. Er schämte sich. Er habe die Verletzung im Gesicht mit einem Sturz begründet, sagte er später zu uns.

Diese Scham machte vieles möglich.

Ich betete viel. Jeden Mittag schloss ich die Haustür auf, stellte den Ranzen in den Flur, zog Schuhe und Jacke aus, ging in die Küche und betete.

Da war der Vater bereits tot, und die Angst war nicht kleiner geworden.

Ich kniete neben der Tür zur Speisekammer.

In der Nische stand die Altpapierkiste. Darüber hing die Küchenuhr.

Ich betete zur Nische, zum Altpapier, zur Küchenuhr, dass alles gut würde.

WIR SAMMELN HIER Zeilensprung IHR ALTPAPIER.

Was war das für eine Verbindung zwischen Jesus und Altpapier?

Die Schuhe mussten parallel stehen. Ich zog die Schuhe aus, stellte sie nebeneinander, rückte den einen Schuh zurecht, rückte den anderen Schuh zurecht, rückte zurecht, rückte zurecht, rückte zurecht. Ich musste schnell zum Altpapier beten, doch vorher mussten die Schuhe korrekt an der Wand stehen.

Die Schrift im Diktat musste schön sein. Ich schrieb auf, was ich hörte, strich durch, schrieb neu, strich durch, schrieb neu. Ich hörte durch die Panik hindurch, in der Ferne, die Stimme der Lehrerin. Sie diktierte weiter. Sie war einen Satz, zwei Sätze weiter als ich, ich versuchte, mir zu merken, was sie gesagt hatte. Ich strich durch, schrieb neu, strich durch. Die Lehrerin diktierte weiter, im konstanten Tempo. Der Rückstand wurde größer. Ich konnte mir nicht mehr merken, was sie diktiert hatte. Ich versuchte zu erraten, wohin die Sätze führten.

Ich spannte die Halsmuskeln an. Erst dreimal, dann zweimal, dann einmal. Dann, endlich, keinmal. Stärke und Dauer der Anspannung mussten identisch sein. Sie waren wieder nicht identisch. Noch einmal von vorn.

Nicht gut genug gebetet. Noch einmal beten.

Ich ertrug ja selbst das Nichts nicht. Vom Hölzchen aufs Stöckchen, vom Hundertsten ins Tausendste, vom Regen in die Traufe, vom Galgen aufs Rad. Mit der Erinnerung noch in die letzte Nische.

Auf dem letzten Bild unten am Kreuzweg sah man Pilatus. Da schrien sie alle: Ans Kreuz mit ihm! Er erwiderte: Was für ein Verbrechen hat er denn begangen? Da schrien sie noch lauter: Ans Kreuz mit ihm!

Der Junge stand bereits am Auto. Er gähnte demonstrativ, um deutlich zu machen, wie lange er schon auf mich wartete.

Als wir ins Auto steigen wollten, kam ein Mann auf uns zu. Er sprach mich in einer Sprache an, die ich nicht verstand. Niederländisch, dachte ich.

Ich schüttelte den Kopf.

Er sagte einen Satz, der mit »Nederlander« endete, fragend, und ich schüttelte den Kopf noch einmal.

Wo es denn hier zur Autobahn ginge, fragte er jetzt auf Englisch. Ich erklärte ihm den Weg, und er fragte freundlich nach, und weil er so freundlich war, wäre ich am liebsten für immer bei ihm geblieben. Ich hätte ihm alles erklärt. Alles, was ich wusste und was ich zu wissen glaubte und was ich mir so plastisch angelesen hatte, als ob ich es selbst erlebt hätte.

Ich war einer von hier.

Dass die Autobahn hier nach dem Krieg die Grenze gewesen sei zwischen dem französischen und dem amerikanischen Sektor.

Dass hier eine der europäischen Hauptwasserscheiden verlaufe, auf 785 Metern über Normalnull. Auf der einen Seite fließe das Wasser zum Rhein und zur Nordsee, also zu ihm nach Hause, nach Holland, auf der anderen Seite zur Donau, zum Schwarzen Meer.

Dass die Dörfer hier in der Gegend einen Elefanten im Wappen führten und woher das rührte. Das alles wusste ich.

Ich war wirklich einer von hier.

Ich dachte an Pater Cornelis, ich dachte an das gelbe Autokennzeichen des Mietwagens, ich sah diesen Niederländer, der jetzt winkte, eine Hand mit schnurgeraden Buntstiftfingern, und in seinen Porsche Cayenne stieg. Die Niederländer, die Finger, das Altpapier, alles doppelte, verdreifachte, vervielfältigte sich. Ich sah die Welt wie durch ein Kaleidoskop. Was eins war, zerfiel. Was verschieden war, gehörte in Wahrheit zusammen.

Ich wusste Bescheid.

Ich musste aufpassen.

Ich musste die Gedanken bremsen.

Ich musste das Gehirn herunterschalten und die Gedanken bremsen.

Porsche Cayenne. Ein Rennwagen als Panzer. Das allerdümmste Auto der Welt. Hier ausgedacht, hier zusammengebaut.

Ich war stolz.

Ich war einer von hier.

»Kennst du die Geschichte vom verlorenen Sohn?«, fragte ich den Jungen, als wir auf die Landstraße bogen.

»Wie geht die?«

»Ein junger Mann geht weg von seinem Vater und gibt alles Geld aus, das er hat. Dann ist er ganz arm, nach ein paar Jahren, und hat nichts mehr zum Anziehen und zum Essen, und dann geht er zurück zu seinem Vater. Und der Vater ist nicht sauer, sondern freut sich und gibt ihm neue Klamotten, und alle feiern ein Fest und essen ganz viel.«

»Nee, kenne ich nicht.«

Die Geschichte vom verlorenen Vater. Am Ende war der Vater wieder da, und alles war gut.

Der Junge kannte die Geschichte nicht. Er ging zum Lebenskundeunterricht, nicht zu Religion.

In seinem Blick lag wieder diese Trauer.

In seinem Blick war ich bereits tot.

Der Junge kannte alle diese Geschichten nicht, auch nicht die Geschichte von Abraham. Ein Mann, der erst mit hundert Jahren Vater wurde. Der dem religiösen Wahn verfiel und bereit war, Gottes Stimme zu folgen und seinen Sohn zu töten.

Abraham, der Mördervater. Stammvater aller Mörderväter. Habe nur den Befehlen gehorcht.

Morgen früh, wenn Gott will, wirst du wieder geweckt.

Drei Millimeter war er groß, im Sitzen. Seine Stimmen kamen nicht von Gott, sie kamen vom Delirium. Er duckte sich unter das Fenster, weil das Haus von Polizei umzingelt war. Er schlief mit einem Beil unter dem Kopfkissen.

Das hatte mir die Braut selbst erzählt, viel später, als er schon lange tot und sie schon klüger war.

Als sie es erzählte, wusste ich es längst. Ich hatte das Beil einmal gefunden beim Versteckspiel mit dem Bruder. Eckstein, Eckstein. Der Bruder suchte, und ich lag unter dem Kissen, das Gesicht auf dem Beil.

Der Vater hätte sie erschlagen können, als sie schlief. Er hätte ihren Schädel spalten können von der Nase bis zum Hinterkopf. Zwei halbe Mutterschädel, einer für den Bruder, einer für mich.

Der Bruder fand mich nie. Wenn es mir langweilig wurde in meinem Versteck, kam ich wieder heraus.

3

Der Stiefvater sagte: »Wir machen einen Ausflug.«

Da hatte er den Finger noch.

»Wohin?«

Zur Donau.

Hinauf auf die Alb und hinten wieder hinunter zur Donau.

Ich schrieb einen Brief an einen Menschen weit weg, in der Zukunft. Ich schrieb meinen Namen dazu, die Straße mit der Hausnummer und das Dorf mit der Postleitzahl. GERMANY, zweimal unterstrichen mit dem Lineal.

Ich holte aus der Altglaskiste eine Flasche und spülte sie aus.

Die Mutter sagte: »Die Flasche muss trocken sein innen, sonst schimmelt der Brief.«

Ich drehte ein Geschirrtuch in den Hals der Flasche, bis hinunter zum Boden und zog es wieder heraus.

Ich rollte den Brief zusammen und schob ihn in die Flasche.

Ich drückte einen Korken in den Flaschenhals, zündete eine Kerze an und dichtete den Korken mit Wachs ab.

Meine Botschaft.

Am Sonntagnachmittag kurvten wir hoch. Serpentinen. Um was geht es? Der Stiefvater sagte nichts. Die Mutter versuchte fröhlich zu klingen.

Wir fuhren über die Ebene. Dann: ein Parkplatz, direkt am Donaudeich.

Wenn ich zu Hause in den Garten pinkelte, rann der Urin zum Katzenbach, zur Fils, zum Neckar, zum Rhein, in die Nordsee.

Doch jetzt waren wir auf der anderen Seite Europas.

Ich schleuderte die Flasche in den Fluss. Sie hüpfte auf den Wellen, ein Wirbel zog sie nach unten, ich sah sie nicht mehr. Dann tauchte sie ein Stück weiter wieder auf, grünes Glas, rotes Wachs, ich sah sie genau, dann verschwand sie. Sie trieb dorthin, wo der Kirchturm in den Himmel ragte. Das war der höchste, der wichtigste Kirchturm der Welt.

Ulm, Passau, Wien, ich hatte mir den Weg, den die Flasche nehmen würde, genau angeschaut, zu Hause im Bertelsmann Hausatlas. Rotes Kunstleder. Hinter Wien wurde es gefährlich. Der Balkan, der Kommunismus und Skipetaren mit Dolchen zwischen den Zähnen, Dracula und noch mehr Vampire und endlich das Schwarze Meer. Das tiefe Tiefschwarze Meer.

Ein tiefschwarzer Fischer auf einem tiefschwarzen Fischerboot würde meine Flasche im Tiefschwarzen Meer treiben sehen, in ein paar Monaten oder in einem Jahr, grünes Glas und rotes Wachs, würde sie herausheben mit einem langen Kescher, das Wachs ablösen, den Korken herausziehen, aufmerksam die Botschaft lesen und das Papier an mich zurückschicken in einem Kuvert mit einer bunten ausländischen Briefmarke oben rechts. Wir würden uns miteinander anfreunden, der ferne Fischer und ich, und wir würden befreundet bleiben bis ans Ende unserer Tage.

Ich wollte eine Landkarte, auf der man sehen konnte, wohin der Urin floss, wenn man in den Garten pinkelte. Auf der die bunten Flächen keine Staaten zeigten, sondern die Einzugsgebiete der Ströme. Wo die gestrichelten Linien keine Grenzen markierten, sondern Wasserscheiden.

Zur Donau oder zur Moldau, zur Elbe.
Zur Donau oder zum Neckar, zum Rhein.
Rheineuropa, Elbeuropa, Donaueuropa.

Die Frühmenschen waren entlang der Täler flussaufwärts gewandert. Die Donau entlang, vom Schwarzen Meer bis auf die Alb. In die Höhlen. Für die Gipfel interessierte sich keiner. Kein Mensch wollte dort oben leben auf den Graten, wo die Wasserscheiden liefen. Im Winter fünf Meter Schnee, und im Sommer versickerte der Regen sofort im Karst, und im Herbst knickte der Sturm die Fichten und erschlug jeden, der sich hierher verirrte.

Die Wasserscheide war nur die Grenze. Im Tal waren Bewegung und Leben.

Das Vaterbabybadewasser rann in die Elbe, mit der Elbe in die Nordsee. Das Mutterbabybadewasser rann in die Donau, ins Schwarze Meer. Ein paar Meter weiter nördlich, und es wäre in die Moldau geflossen und in die Elbe. Anderes Meer, andere Mutter.

In dieselben Flüsse rann das Leichenwasser. Babybad,

Pisse, Leichenwasser, in dieser Reihenfolge. Einfach mitfließen.

Niemand sollte sich dagegen sträuben.

Es war auf diesem Ausflug an die Donau, als ich eine Eidechse sah. Sie klebte in der Sonne auf einem Mäuerchen. Grau und braun, sie war gut getarnt. Ich schlich mich an und fasste zu. Ich erwischte sie am Schwanz. Sie zappelte.

Ich wusste, was passieren würde, doch ich konnte sie anders nicht festhalten. Obwohl ich es kommen sah, erschrak ich, als sie ihren Schwanz abwarf. Die Eidechse fiel auf den Fußweg und flitzte ins Gras. Der Schwanz wand sich in meinen Fingern. Vor Ekel ließ ich ihn fallen. Ich ging ein paar Schritte weg und observierte.

Nach kurzer Zeit kam eine Katze angepirscht. Sie setzte langsam eine Pfote vor die andere, sie hechtete, sie hielt den Zappelschwanz kurz fest und warf ihn in die Luft. Sie spielte mit dem Schwanz, bis er nicht mehr zappelte. Dann trug sie ihn im Maul davon.

Der Stiefvater verzog das Gesicht.

Zu Hause nahm ich den Atlas aus dem Schrank und zog mit dem Bleistift die Donau nach, schrieb die Namen der Städte und Länder, die meine Botschaft passieren würde, die ICH mit meiner Botschaft passieren würde, in ein Heft, suchte aus dem Lexikon heraus, was die Städte auszeichnete, Münster, Inn, Riesenrad, Kettenbrücke, und schrieb auch das ins Heft. Ich war unterwegs.

Es klingelte an der Haustür. Draußen stand ein gescheitelter Junge mit seinen Eltern. Er war so alt wie ich. In der einen Hand hielt er meine Flasche, in der anderen den Brief. Er grinste stolz.

Die Mutter bat die drei herein und kochte Kaffee für die Erwachsenen. Der Junge bekam einen Becher Kakao. Er quengelte. Er hätte lieber Cola gehabt. Wir spielten ein bisschen, dann verprügelte ich ihn. Dann fuhren die drei wieder davon.

Der Bruder sagte: So ein Depp.

4

Zwischen zwei Tälern erhob sich ein Hügel. Der war verschneit. Auf dem Hügel lag ein roter Fleck.

Der Hügel spannte sich. Die Matratze gab nach.

An dieser Stelle unter dem Kissen, da musste das Ohr sein. So weit waren wir gekommen.

Ich ersparte ihm das alles. Ich würde nicht der böse Geist seines restlichen Lebens sein.

Um was geht es?

Es war nicht schwer, ein Kind zu töten, wenn es schlief.

Die Hände drückten nicht auf den Hügel, sie zogen an den Seiten den Hügel hinunter ins Laken. Sie zogen das Kissen ins Laken, das Laken in die Matratze, in den Fußboden, in die Erde.

Ich musste keine Kraft aufwenden. Ich musste keine Gewalt gebrauchen. Das war kein Schlagen. Das war kein Erdrosseln. Das war ein weiches, zärtliches Kissen.

Ich machte es uns leicht. Wir berührten uns nicht. Das Leben war nur eine Behauptung. Ebenso der Tod.

Nicht in der Mitte des Kissens zu pressen, nicht mitten auf den Hügel zu drücken, das war elegant. Das war eine elegante, behutsame Lösung. Ich wusch meine Hände in Schnee.

Wenn die Entscheidung gefällt war, war alles zwangsläufig und klar. Das Kissen war weiß und rein.

Ein Tropfen kitzelte unter der Nase, Schweiß, dachte ich, er fiel ab und landete im Weiß und war rot.

Das war ein roter Schienenbus, der feststeckte im Schnee.

Das war ein Flatschen Blut im Waschbecken.

Erstens ein Schienenbus, zweitens ein Flatschen Blut.

Ich warf erstens die Lehne der Sitzbank herum.

Werktags (Zeichen: Schlägel und Eisen)

Huningen 7.01

Gebingen 7.17

Es gab diesen Schienenbus. Ich sah den Fahrplan vor mir. Striche, Wellenlinien, winzige Ziffern.

Ich fläzte mich auf das Kunstleder. Ich sah mich um. Die anderen waren eingefroren, über die Hausaufgaben gebeugt. Aufgeklappte Aschenbecher, Aluminium. Eingefrorener Geruch. Ich warf die Klapplehne herum, erstens.

Einer hämmerte, zweitens, gegen die Badezimmertür. Alle hämmerten zweitens. Die Mutter, der Großvater, ich. Die Mutter trat gegen die Tür. Sie rief seinen Namen.

Der Großvater schob uns zur Seite. Er hatte einen Dietrich gebogen. Einer hämmerte gegen die Badezimmertür, zweitens.

Den Nagel senkrecht in den Schraubstock spannen, daumenbreit, mit dem Kilohammer dagegenschlagen, das gab den Bart. Das Gleiche noch einmal andersherum, so schlug man den Griff. Das genügte für eine gewöhnliche Zimmertür.

Das Rot stand in großen Pfützen auf den Fliesen. Im Waschbecken ein rotes Rinnsal, am Waschbeckenrand rote Schlieren. Er saß hinten in der Ecke, auf den Fliesen.

Er sagte: »Geh weg.«

Oder er sagte: »Bleib hier.«

Das würde sich nicht wiederholen. Die Tradition war hier zu Ende. Der Junge würde nicht ohne Vater sein, und er würde keinen Sohn haben, der ohne Vater war. Und sein Sohn würde keinen Sohn haben, der ohne Vater war. Und.

Das war die Auslöschung.

Wenn die Entscheidung gefällt war, war alles einfach. Wenn die Arme durchgedrückt waren, war alles einfach, selbst wenn sich unter dem Kissen noch etwas bewegte. Heute noch wirst du mit mir im Paradies sein.

Ich ersparte ihm das alles.

Ich sah nicht mehr hin. Ich drehte mein Gesicht zum Fenster.

Ein hellgrauer Himmel. Über dem Grau die Flugzeuge im Landeanflug. Ich sah sie nicht. Ich wusste es nur. Über den Flugzeugen die Satelliten.

Ich drückte das Kissen ins Laken, die Muskeln verkrampften. Schweißtropfen kitzelten auf der Stirn. Blutstropfen kitzelten unter der Nase.

Der Junge stand schon wieder in der Blautanne, ich erkannte die Seile, das knallrote und das knallgelbe.

Ich richtete mich auf.

Ich winkte ihm zu. Er sah nicht her.

5

DIE GROSSE BRILLE sagte: »Das war die Generalprobe?«

Ich sagte: »Ich habe dem Jungen nichts getan.«

6

Mir war schlecht.

Das Mutbier auf den leeren Magen, die körperliche Anstrengung.

Das Bier war schnell wieder draußen. Wenn der Magen leer war, war das Bier schnell wieder draußen. Ich klappte den Deckel herunter und setzte mich.

Die Fliesen waren marmoriert. Marmorierte Fliesen, darauf sah man den Dreck nicht so. Marmorierte Fliesen, wir hatten sie zu Hause.

Küche, Toilette, Bad. Die Wände, der Boden.

Bleib hier.

Marmorierte Fliesen waren überall. Weltkrieg, Völkermord, Wirtschaftswunder und marmorierte Fliesen.

Seit wann gab es marmorierte Fliesen? Seit fünfzig Jahren? Seit hundert Jahren? Schon immer?

Seit Heidegger? Seit Luther? Seit Hagen seinen Speer in Siegfrieds Rücken gestoßen hatte? Hagen wischte das Blut von den Fliesen, Schmierstreifen blieben, die Fliesen blieben marmoriert auf ewig.

Jede Fliese war anders. Das war schön. Das Gesicht einer Frau im Profil. Die Schattenlinie des hohen Wangenknochens. Eine Kirche am Hang. Ein Eisenbahngleis.

Ein Teufel mit drei Hörnern.

Ein Wald aus kahlen Stämmen.

Jede Fliese war anders. Sonst war das Muster immer dasselbe, auch wenn man es erst erkannte, wenn man die Fliesen in Gedanken drehte wie bei einem Intelligenztest.

Ich drückte den Spülknopf. Ich drückte die Spülstopptaste, dann entschied ich mich anders und drückte noch einmal den Spülknopf.

Ich stand in der Badezimmertür.

Ich sah das Bett und den Stuhl und den Schrank: eine Landschaft, die mich an nichts erinnerte.

Ich schaute gern in fremde Wohnungen von außen. Schöne Küchen, schöne Wohnzimmer. Das warme Licht. Keine Geschichte.

Ich ging gern in Möbelmärkte. Die Musterwohnungen erzählten nichts. Aus den Wasserhähnen kam kein Wasser, das irgendwohin hätte fließen können.

Die Möbel in den Möbelmärkten brachten Klarheit. Eine neue, aufgeräumte Wohnung. Eine Wohnung, in der du frei, ganz ohne Geschichte, würdest leben können.

Das Sofa AMNESIE, der Teppich AMNESIE, das Bett AMNESIE, der Schrank AMNESIE, das Bücherregal AMNESIE, der Esstisch AMNESIE, die Küchenzeile AMNESIE.

»Family-Karte?«

»Und ob.«

Möbelmärkte, ein Forschungsparadies der Schmalspursoziologen. Sie sammelten Anekdoten und nannten es Empirie.

Es klopfte an der Tür. Ich drehte den Schlüssel und drückte im gleichen Moment, um das Geräusch zu übertönen, die Klinke.

»Hallo, Großer! Warum klopfst du?«

Dann sah ich das rote Schild, das am Türknauf hing, BITTE NICHT STÖREN.

Der Junge ging an mir vorbei ins Zimmer. Ich ließ das Schild hängen.

Über der Schulter trug er sein gelb-rotes Seil.

Ich sagte: »Wenn du kletterst, mach das Seil bitte nicht um den Hals. Mach es um die Brust oder um den Bauch, bitte.«

Den Jungen »Großer« zu nennen, das war Schmeichelei. Und es war ein Appell: Wenn mir was passiert, dann reiß dich zusammen.

Der Junge sagte: »Du hast da was an der Nase.«

Ich sagte: »Nasenbluten.«

Der Junge sagte: »Cool.«

7

Wir schossen über die Autobahn, auf kahle Berge zu, die ich noch nie gesehen hatte.

Um was geht es?

Eine Baustelle, ich bremste herunter auf 100, auf 80, auf 60, blinkende Baken, zwei Spuren wurden zu einer. Neben uns die Berge. Das war der Aushub der Tunnel. Der Aushub der GROSSEN ABKÜRZUNG. Hellbraune Erde, Kalksteinschotter, weiß und dunkelgrau. Gestein, das nach Millionen Jahren aus dem Boden geholt worden war. Als dieses Geröll noch Schlamm war, der auf den Meeresboden sank und dichter wurde und fester wurde, mitsamt der verwesten Archaeopteryxe und Ichthyosaurier und Seelilien (keine Pflanzen), da brach gerade Gondwana auseinander.

Wenn ich mir das richtig gemerkt hatte.

Afrika schob sich gegen Europa und quetschte die Alpen hoch.

Der Lkw vor uns wurde langsamer, dann leuchteten die Bremslichter. Wir standen. Und fuhren wieder an.

»Drei mal drei?«

»Neun.«

»Vier mal drei?«

»Zwölf. Die Dreierreihe kann ich. Was sind das für Berge?«

Riesige Brechmaschinen. Förderbänder. Winzige Kettenbagger kurvten herum.

Wir stoppten.

Der Junge spielte mit dem Fensterheber.

Ich sagte: »Hör auf damit. Das ist Zeit. Aus dem Boden gebaggerte Zeit. Zwei mal sechs?«

»Zwölf.«

»Sechs mal sechs?«

»Sechs mal sechs ist sechsunddreißig, ist der Lehrer noch so fleißig.«

Wir fuhren.

»Fünf mal fünf?«

»Fünf mal fünf ist fünfundzwanzig, ist der Lehrer noch so ranzig.«

Stop. Go.

Behelfsausfahrt. Nur für Baufahrzeuge.

»Gut.«

Ich bog von der Autobahn. Ein Feldweg führte zur Landstraße.

Der Junge drückte wieder den Fensterheber.

»Hör auf jetzt!«

»Ich will bloß …«

»Lass es! Himmelherrgott! Wenn ich sage, du sollst aufhören, dann hörst du auf! Hast du mich verstanden!«

Ich hatte Mühe, mich aufs Fahren zu konzentrieren. Ich musste anhalten.

»Ob du mich verstanden hast!«

Der Junge sagte nichts.

»Warum muss ich immer erst brüllen? Kannst du nicht ein einziges Mal gleich tun, was ich dir sage! Ich hätte längst eine geknallt bekommen!«

Wir standen auf freiem Feld. Auf einem Weg, auf dem das Auto nicht sein durfte.

Mit der Faust auf den Tisch. Den Teller gegen die Wand. Aus dem Zimmer gehen und für den Rest des Tages schweigen.

Es ging nicht anders. Das war die normale Reaktion. Eine andere Reaktion hatte es nie gegeben.

Bei jedem anderen Menschen hätte ich mich entschuldigen müssen. Der Junge kannte es nicht anders. Er nahm es hin, er duckte sich nur kurz. Er wusste, das war die normale Reaktion. Eine andere hatte es nie gegeben.

Diese Scheißwut der Scheißväter. Gegen sich, gegen alle. Die Kinder mussten für die Kindheit ihrer Väter büßen. Ich war auch nur ein Scheißvater.

Wut, die die Vergangenheit auslöschte. Ich musste sie niederkämpfen. Der Kampf machte müde.

Ich verlor den Kampf wieder und wieder.

Ich war wieder gescheitert.

Ich schämte mich.

Endgültig gescheitert.

Ich wollte mich verstecken.

Auslöschen.

8

DIE GROSSE BRILLE: »Sie wollten ihn verletzen.«

Ich: »Nein.«

DIE GROSSE BRILLE: »Ihn schlagen.«

Ich: »Ich habe ihn nie geschlagen! Nie!«

(Ich hielt es für eine Leistung, das wurde mir klar, als ich das rief, und ich verachtete mich dafür.)

DIE GROSSE BRILLE: »Kinder können einen zur Weißglut treiben.«

Ich: »Nein.«

DIE GROSSE BRILLE: »Im Affekt?«

9

Vorn auf der Landstraße kam ein Wagen mit Blaulicht gefahren. Ich dachte: Jetzt haben sie uns.

Das Blaulicht raste vorüber.

»Gibst du mir ein Bier, bitte?«

Wir fuhren schon wieder an Ave Maria vorbei. Waren schon wieder dort, wo Veronika herkam. Veronika, die es geschafft hatte. Ein Hotel in Kalifornien, eine Fünfsternemöbelschau, fünf Sterne und keine Geschichte und Wasserhähne, deren Wasser in den Pazifik floss, also in die ganze Welt.

Die Mutter fragte: »Sieben mal acht?«

Ich wusste es nicht. Ich konnte es mir nicht merken. Sieben mal acht, das war die schwierigste Rechnung.

Fünf sechs gleich sieben mal acht. Richtig.

Fünf mal sechs gleich sieben acht. Falsch.

Eselsbrücken halfen nur dem, der sie nicht brauchte.

Die Mutter fragte noch einmal: »Sieben mal acht?«

Ich würde es nie lernen. Ich heulte. Ich schlug mit den Fäusten gegen den Kopf.

Die Mutter sagte: »Von mir aus musst du nicht auf die Oberschule, von mir aus nicht.«

Der Junge sagte: »Sechsundfünfzig.«

Ortseingangsschild.

Ich sagte: »Tut mir leid. Entschuldigung. Dass ich dich so angeschrien habe.«

FREMDENZIMMER stand auf einer Holztafel, darüber hing ein Schild am Nagel: BELEGT. Wir fuhren an der Sonne vorbei, neben der Tür hing ein Schild: BELEGT.

Hier wohnten die Ingenieure, die die GROSSE ABKÜRZUNG bohrten.

Vor uns hielt ein Linienbus, Warnblinker, dann fuhr er weiter. Auf dem Gehweg ging mit müden Schritten ein Mädchen. Sie trug einen rosa Einhornranzen, der sie fast zu Boden zog.

Der Junge sagte: »Hier sind keine Ferien, oder?«

»Hier sind keine Ferien.«

»Wie lange habe ich noch Ferien?«

»Lange.«

Aus einer Einfahrt rollte ein Traktor. Ich stieg auf die Bremse, sofort schlugen die Gurte an.

Der Traktor stand mit den Vorderrädern auf der Straße: riesengroß, knallrot, nagelneu. Glänzendes Blech. Zweihunderttausend Euro.

»Alles okay?«, sagte ich.

Der Junge sagte: »Ja.«

Er rieb sich den Hals. Da war ein roter Striemen vom Gurt.

Der Bauer schimpfte im Dialekt. Was ich denn für ein Dackel sei. Er ging ums Auto herum, er schimpfte: aha, ein ausländischer Dackel, ein dummer Holländer, aha. Ein Käsekopf.

Er fand sich witzig, wie er »Käsekopf« sagte. Als ob er

die Beleidigung gerade eben selbst erfunden hätte. Er sagte noch einmal: »Käsekopf.«

Ich stieg aus und brüllte im Dialekt zurück.

Alle Schimpf- und Fluchwörter, die in meinem passiven Wortschatz lagerten, knallte ich ihm entgegen.

Der Bauer glotzte überrascht.

Keine Fraternisierung! Ich wechselte ins Englische. Der Fortschritt war auf meiner Seite. Ich war der Sieger der Geschichte.

»You want to kill me? You want to kill my son, you fucking dipshit? Too dumb to steer a tractor, eh? Get the fuck out of my way, you retarded rube! Get the fuck out of my way!«

Es war egal, womit ich ihn belegte, er brauchte die Begriffe nicht zu verstehen. Es genügte, wenn er die Absicht hörte.

Ich stieg wieder ins Auto. Der Bauer glotzte immer noch.

Der Striemen am Hals des Jungen sah böse aus. Die Haut war in einem breiten Streifen aufgekratzt. Die winzigen Blutstropfen gerannen sofort. Ein Muster aus roten Pünktchen.

»Tut es sehr weh?«

»Geht.«

Ich zog seinen Gurt etwas nach unten.

»Damit Luft rankommt. Alles okay?«

»Ja.«

»Hast dich erschrocken, was? Ich mich auch.«

10

Der Bruder sagte, er sei nie geschlagen worden.

Ich sagte: Er ist dir hinterhergerannt durch alle Zimmer mit dem Besenstiel.

Der Bruder: Ich bin nie geschlagen worden.

Ich: Der Besenstiel ist durchgebrochen. Ich hab mich hingekniet, ihm mitten in den Weg, und hab gerufen: Gnade! Gnade!

Er: Er hat mich nicht geschlagen.

Ich: Die Kochlöffel, die zerdroschenen? In der Schublade?

Er: Das war die Mutter. Das waren ihre Trophäen.

Nach Gnade zu rufen war jämmerlich. Ganz übertrieben. Ich schämte mich. Nur Gott bat man um Gnade. Ich schämte mich für das Pathos.

Heute schämte ich mich immer noch, doch aus einem anderen Grund. Ich schämte mich, weil ich die Macht des Vaters anerkannt hatte. Die Bitte um Gnade galt der Linderung einer rechtmäßig verhängten Strafe, die ein schwacher Mensch als zu hart empfand. Nur Arschkriecher und Mimosen baten um Gnade.

Vielleicht hatte der Bruder recht.

Vielleicht hatte er uns nie geschlagen.

Vielleicht hatte ich mir alles eingebildet.

Vielleicht hatte ich das Knien vorm Vater verwechselt mit dem Knien vorm Altpapier.

Legenden, Lügen, Familienbla.

Ich wollte, er hätte mich geschlagen und mich dabei angeschaut.

Ich wurde losgeschickt von der Mutter, ich traute mich nicht, der Bruder kam mit.

Losgeschickt, den Vater aus der Wirtschaft zu holen: Die Bücher, in denen davon die Rede war, füllten eine Bibliothek. Die Bibliothek der Säuferväterbücher. Die Bibliothek der Hohen Losgeschickt-den-Vater-aus-der-Wirtschaft-zu-holen-Literatur.

Ich wurde losgeschickt vom Vater mit Taschen voller Pfandflaschen, um Bier zu holen. Das Pfand reichte nicht, ich musste anschreiben lassen.

»Wann kommt denn da wieder was?«

Die Schande des Anschreibens, die Storys aller Sprachen waren voll davon. Die Bibliothek der Hohen Anschreibenlassen-für-Alkohol-Literatur.

Und alle beschrieben sie ihren Vater präzise, die Soziologen und die Schriftsteller und die Mitschüler und alle Männer, denen ich begegnete und von denen ich las. Die Männlichkeit, die Zärtlichkeit. Das Harte, das Weiche.

Ich hatte diesen Männern nichts zu erzählen.

Ich wollte verstummen aus Trotz, denn nichts von dem, was ich erzählen würde, wäre von Bedeutung. Es wäre ein Drumherumerzählen.

Ich konnte nichts beschreiben. Da war kein Vorbild, kein Gegenbild, nur Leere.

Der Brief an den Vater. Andere Männer, Bildungsmänner, Hochkulturmänner, ahmten den Brief an den Vater nach. Sie verfassten geistreiche Essays und Reportagen, sie schrieben ganze Bücher über und an ihren Vater.

Diese abgeschmackte Pose, den Unbekannten direkt anzusprechen. Er hört euch nicht mehr, wisst ihr das denn nicht?

Familienaufstellung als Kasperletheater. Mir wurde schlecht von diesem aufgesetzten Getue, körperlich schlecht, und wenn ich nicht schnell an etwas anderes dachte, musste ich kotzen.

Gott ist tot, Vater ist tot. Abraham hat sich aufgehängt. Auf geht's, du bist allein.

Der Bruder sagte: Er wollte zur SS.

Ich sagte: Quatsch.

Der Bruder: Was glaubst du, wofür er diese blöde Ahnenforschung betrieben hat?

Der Jahrgang 1928 war der letzte Jahrgang, der ein Visum für Israel brauchte.

Vielleicht hatte er wirklich zur SS gewollt.

Einzelheiten ohne Sinn. Bruchstücke, die kein Bild ergaben. Anekdoten, die aufgesagt wurden wie verblichene Metaphern, verblichen wie: verblasst, und verblichen wie: gestorben. Legenden, Lügen, Familienbla.

Ich speicherte und plapperte nach. Im Nachplappern lag der Sinn.

Ich erinnerte mich an die Angst. Wovor? Angst, ich könnte mich auflösen.

Ich wollte, dass der Junge keine Angst hatte.

Ich wollte, dass er sich später erinnerte.

Deshalb war ich hier, mit ihm, nur wir beide.

Ein Vater musste gute Erinnerungen schaffen.

So etwas wie die Fahrten durch die Serpentinen.

So etwas wie die Höhle.

Die Wallfahrt.

Das Klettern.

Das Steineklopfen (morgen).

Manchmal war der Vater lange Zeit nicht da.

»Auf Kur. Auf Montage.«

Die Tics bannten die Angst, für den Moment. Dann begann die Mutter Fragen zu stellen. Warum das Zimmer so aufgeräumt sei. Warum ich so lange brauchte, die Schuhe auszuziehen.

Ich ersetzte die auffälligen Tics durch unauffällige. Ich grimassierte nicht mehr mit dem ganzen Gesicht, ich blinzelte nur noch. (Sonst würde etwas Schlimmes passieren.)

Ich ersetzte die unauffälligen Tics, indem ich leise sagte: »Ach was!« (Sonst würde etwas Schlimmes passieren.)

Am Ende durfte ich es nur noch denken: Ach was! (Sonst würde etwas Schlimmes passieren.)

Der Tic war von der Handlung ins Sprechen, vom Sprechen ins Denken gewandert. Ich war wieder unauffällig.

Ich hatte noch nichts von Foucault gelesen. Auch nichts von Freud.

Die Tics kamen wieder, mit Kraft.

Ich sollte einen Aufsatz schreiben. Die Buchstaben waren nicht akkurat. Ich überschrieb sie. Sie waren immer noch nicht richtig. Ich überschrieb sie wieder. Ich strich das Wort durch. Ich zeichnete es neu. Am Ende war auf der Seite nur noch ein Muster zu sehen. Einzelne Elemente ähnelten Buchstaben oder ganzen Wörtern, doch das konnte Einbildung sein, so wie ich mir auch einbildete, auf den marmorierten Fliesen im Bad Gesichter und Tiere und Monster zu erkennen.

Bleib hier.

Die Mutter riss die verdorbenen Seiten aus.

»Schreib das noch mal!«

Sie klang verzweifelt.

Ich schrieb alles noch einmal.

Sie fürchtete, die zerschriebenen Wörter könnten Fremden etwas verraten über die Not eines Kindes, über die Not einer Mutter, über die Not eines Familientorsos, auf dem solche geisteskranken Ornamente wuchsen.

Am Abend gab die Mutter auf.

Am nächsten Tag trug ich die verräterische Schrift zur Schule. Die Lehrerin besah sie, durchdrang die Zeichen mit ihrem Blick und schrieb mit roter Tinte darunter: Schrift 6, Fehler 0, Note 1. Die Schrift wurde nur symbolisch benotet.

Dann klappte ich zusammen. In diesem Satz war jedes Wort unklar: »Klappte.« »Zusammen.« »Dann.« »Ich.«

Ich konnte nichts erklären, da ich nichts verstand. Der Kopf war eingestürzt. Die Trümmer blockierten von innen den Mund.

Ich zitterte und fror. Ich krampfte. Ich war nur noch Angst.

Angst vor dem, was um mich herum passierte.

Angst vor dem, was in mir drin passierte.

Als mir jemand zuhörte, sagte ich: Da sind innere Stimmen. Innere Stimmen, das konnten sie verstehen.

In der Zeitung hatte ich von Teufelsaustreibung gelesen, Exorzismus. Eine junge Frau war daran gestorben.

An einem Exorzismus konnte man also sterben.

Der Bruder sagte: Wenn der Teufel dann fort ist, ist das den Tod nicht wert?

Dass der Bruder bei mir war, linderte die Angst.

Wenn der Teufel dann fort war, war das den Tod nicht wert?

Die Mutter brachte Kamillentee.

11

Der Junge sagte: »Bitte frag weiter!«

Ich sagte: »Sieben mal acht.«

Der Junge sagte: »Das hatten wir schon.«

Andere wurden härter geschlagen. Ich durfte mich nicht beschweren.

Härter geschlagen wurden Wolfgang und seine Brüder. Sein Vater jagte die Kinder im Jähzorn ums Haus, während die Nachbarn hinter ihren Fenstern standen. Wolfgangs Bruder sabberte und stotterte und konnte sich nichts merken. Er hatte einen Hirnschaden. Jeder wusste, woher.

Ich durfte mich nicht beschweren.

Härter geschlagen wurde Ralf Beck. Seine Mutter klemmte den ganzen Tag im Polstersessel und las Romane. Ralf sagte, seine Mutter lese viel. Ein Heftchen am Tag.

Einmal war sie eingeschlafen. Wir schlichen zur Schrankwand. Über dem Fernseher lag ein Stück Kabel auf einem Spitzendeckchen. Das Kabel war lang und dick wie mein Arm. An den Enden sah man den Querschnitt: kräftige Bündel aus Kupferdraht, darum herum ein Mantel aus schwarzem Gummi.

Ralf Beck sagte, das sei ein Erdkabel.

Sein Vater war Elektriker.

Ralf sagte: »Wenn ich was gemacht habe, sagt sie es ihm, wenn er von der Arbeit kommt.«

Ralf sagte: »Ich beiß halt die Zähne zusammen.«

Wir planten ein Attentat auf seinen Vater. Wir besorgten große Knaller, Kanonenschläge, und sägten sie an der Seite auf. Wir sammelten das Schwarzpulver in einem leeren Farbeimer. Ralf bestand darauf, kleine Nägel, wie man sie für Kabelschellen benötigte, darunterzumischen. Wir zwirbelten aus Seidenpapier eine Zündschnur, die lang genug war, dass Ralf den Eimer ans Bett seines Vaters stellen und ihn von außerhalb des Zimmers zünden konnte.

Ralf schob das Attentat immer weiter hinaus. Er hatte jedes Mal eine andere Ausrede. Mal hatte er verschlafen, mal war der Vater doch nicht so schlimm.

Ralf sagte: »Andere werden härter geschlagen.«

Doch eines Tages zeigte er mir die dunklen Streifen auf seinen Oberschenkeln und sagte: »Heute Nacht mach ich's.«

Am nächsten Tag sagte er, er habe es wirklich getan. Er habe sich einen Wecker auf drei Uhr morgens gestellt, habe den Bombeneimer neben dem Bett seines Vaters deponiert, am Kopfende, und dann habe er, in der angelehnten Zimmertür kauernd, die Zündschnur angezündet. Die Glut sei über die Schwelle gekrochen, ins Zimmer hinein.

Er habe gewartet. Dann habe er nachgesehen. Die Aschenlinie habe kurz vor dem Eimer geendet, an genau der Stelle, an der die Zündschnur vom Boden abhob und zur Öffnung des Eimers führte.

Die Zündschnur sei also ausgegangen. Einfach ausgegangen.

Lange Zeit bewunderte ich ihn für seinen Mut, doch dann zweifelte ich daran, dass er es überhaupt versucht hatte. Er versuchte es jedenfalls nicht noch einmal.

Ich hatte nach Ralf Beck gesucht, bevor wir hierhergefahren waren, der Junge und ich. Ralf war Elektroinstallateur geworden. Er hatte seine eigene Firma, ein paar Dörfer weiter.

In der Ermächtigung zum Brüllen lag die Ermächtigung zum Schlagen.

Das war das Ermächtigungsgesetz.

Ich brüllte wie ein Wachmann der SS.

In der Ermächtigung zum Schlagen lag der Exzess, die maßlose Gewalt. Die Gewalt, bei der nach einiger Zeit ein anderer Erwachsener dazwischenging und sagte: »Jetzt ist es aber gut!«

Erst als der Anblick eines Erwachsenen, der ein Kind schlug, nicht mehr alltäglich war, wurde offenbar: Die Ermächtigung zum Brüllen, die Ermächtigung zum Schlagen, das war selbst bereits der Exzess.

Manchmal war es besser, den Vater umzubringen, oder den Stiefvater. Waren die Stiefväter schlimmer?

Die Polizei war nur zweimal bei uns. Beim ersten Mal wegen der Leiche. Beim zweiten Mal wegen nichts.

Die Polizei kam ins Haus und zerstörte die Hülle.

Die Polizei kam zu den Asozialen.

Die Polizei im Haus, das hieß: Jetzt hatten nicht mehr

nur die Nachbarn, jetzt hatte der ganze Staat auf diese Familie ein Auge. Auf diese Familie, auf die kein Verlass war. Der Staat musste das Schlimmste verhindern, und wenn es nicht zu verhindern war, musste er es bestrafen.

Das erste Mal: am Abend, als der Vater starb. Wir saßen oben auf der Treppe und hörten unten Männerstimmen, die wir nicht kannten. Dazwischen das Schluchzen der Mutter. War es verboten, sich aufzuhängen?

Das zweite Mal: Jahre später. Mit dem Stiefvater war alles einfach. Klares Arschloch, klares Bild, klare Erinnerung. Später mochte ich ihn dafür, dass er immer so ein klares Arschloch gewesen war.

Ich erwachte vom Streit. Das Geschrei und die Schläge waren näher als sonst. Er brüllte, sie schrie. Dieser Streit war anders. Holz knallte.

Ich schob meine Zimmertür auf. Ich kannte den Weg. Ich wusste, wo im Flur der Wäschekorb stand, wo ich abbiegen, wo ich den Kopf einziehen musste wegen der Dachschräge. Unter der Schlafzimmertür ein Lichtspalt, hinter der Tür gellte und heulte die Mutter, der Stiefvater grunzte wie eine Sau am Trog. Eine schlachtreife Sau.

Selbstverständlich wäre es besser gewesen für Ralf Beck und für Wolfgang und für all die anderen, wenn sie die Männer ihrer Mütter früh genug umgebracht hätten.

Ich schlich zur Treppe. Ich umkrallte den Handlauf und setzte Schritt für Schritt nach unten.

Das Telefon. Ich ertastete das Loch für die Eins. Die Scheibe schwang zurück. Noch einmal die Eins. Ich steckte den Finger ins letzte Loch, die Null, und zog die Scheibe auf.

Die Scheibe ratterte zurück, lang und laut. Der Stiefvater musste es hören.

Oben Stille.

»Der bringt sie um.«

Die Stimme im Hörer sagte: »Ich kann Sie nicht verstehen.«

Oben Stille.

Ich sagte, und mit der Lautstärke wuchs die Furcht, der Stiefvater könnte mich hören: »Er bringt sie um!«

Die FURCHT schrieb jede Einzelheit mit akkuraten Buchstaben in das Gedächtnis. Wäschekorb, Handlauf, Wählscheibe. Nicht gut genug, übermalt. Nicht gut genug, übermalt. Am Ende stand im Gedächtnis ein akkurates Wort, ein lesbarer Satz mit einer Bedeutung. Furcht war eine Wunde. Wunden lecken. Mit der Zunge die Ränder beschreiben.

Die ANGST war das Diktat, dessen letzte Sätze ich mir nicht mehr hatte merken können. Nicht gut genug, übermalt. Nicht gut genug, übermalt. Am Ende Krakel ohne Sinn.

Angst ließ nichts zu beschreiben übrig. Sie umfasste alles. Die Angst war der Tod. Welche Zunge sollte diese Ränder beschreiben?

Ich stand am Gartenzaun, in Unterhose. Es war so dunkel, dass ich das Haus gegenüber nicht sehen konnte. Kein Mond, kein Stern, nicht einmal der Große Wagen.

Wie spät war es?

Mir wurde kalt. Am Ende der Straße flackerte es blau. Sie hielten vor dem Haus. Zwei stille Lichter. Was hatte ich getan? Die Polizei würde mich mitnehmen. Die Polizei würde mich IN OBHUT geben.

Ich führte die Uniformierten ins Haus und verkroch mich unter der Bettdecke.

Später kam der Stiefvater. Er stand in der offenen Tür. Ich stellte mich schlafend.

Er sagte, seine Zunge war schwer: »Warum hast du das gemacht?«

Ich sagte, gespielt verschlafen: »Was ist denn?«

Im Flur war das Licht an. Ein Schatten füllte den Türrahmen.

DAS war der schwarze Mann. DAHER kam die Furcht vorm schwarzen Mann. Der schwarze Mann, das war der Stiefvaterschatten, der in der Nacht am Bett stand.

Sie stritten unten weiter, in der Küche.

Ich umkrallte wieder den Handlauf, und wieder stieg ich Schritt für Schritt nach unten.

Furcht vor der Gewalt.

Angst zu sterben.

Ich öffnete die Küchentür. Er stand ihr gegenüber. Sie lehnte am Besenschrank. Er drückte das Fleischmesser gegen ihren Hals.

Ich sagte: »Hört doch auf.«

Sein Blick schwenkte herum, langsam, suchend. Ein Blick wie ein Lallen.

»Geh ins Bett!«

Ich trat auf ihn zu.

»Geh ins Bett!«, schrie er.

Die Wörter torkelten.

»Du bist krank im Kopf! Du bist so krank im Kopf wie dein Vater!«

Ich schob ihn fort von der Mutter, er drehte sich zu mir. Er schwankte.

Das war keine ohnmächtige Wut. Das war eine mächtige Wut.

Ich ging einen Schritt auf ihn zu, hakte ein Bein hinter ihn, ich drückte ihn weg, er kippte nach hinten, es war wie auf dem Schulhof, und knallte auf die Fliesen.

Ich konnte alles verändern. Ich, ganz allein.

Ich sprang auf seinen Brustkorb und schlug auf ihn ein. Ich schlug mit den Fäusten auf die Brust, auf das Gesicht. Er versuchte sich mit den Händen zu schützen. Ich drosch auf die Knöchel.

Das Messer war ihm aus der Hand gefallen. Es lag neben seinem Kopf.

Selbstverständlich wäre es besser gewesen für Wolfgang und für Ralf Beck, wenn sie die Männer ihrer Mütter getötet hätten. Ein Messer in den Hals, einen Föhn in die Badewanne, es hätte einfach sein können. Die Schweinereien nicht mehr hinzunehmen. Das Dulden nicht mehr zu erben.

Wer seinen Vater tötete, war vom Erbe ausgeschlossen, so stand es im Bürgerlichen Gesetzbuch. Das hörte ich viel später, in der Vorlesung zur Rechtssoziologie. Der Professor, man sah es ihm an, erzählte das jedes Semester, und er freute sich jedes Mal auf den sicheren Lacher.

Was für ein schönes Gesetz.

Reinen Tisch macht mit dem Bedränger.

Fünftes Gebot: Ich habe nicht nicht getötet.

Der Stiefvater langte nach dem Messer, wir rangen darum, ich wand es ihm aus den Fingern. Er blutete stark, der Zeigefinger war angeschnitten. Ich dachte an den Tag, als der Vater sich die Pulsadern geöffnet hatte. Als er in der Ecke auf den marmorierten Fliesen gesessen hatte, um sich herum das Blut.

Bleib hier.

Ich war abgelenkt.

Der Stiefvater riss mir das Messer aus der Hand. Mit einem kurzen Schlag hackte er den blutenden Finger ab.

Er sagte: »Du bist schuld.«

Der Stiefvater hatte seinen Finger abgeworfen, der Finger lag auf den Fliesen und zappelte.

Der Bruder sagte: Gleich kommt die Katze und schnappt ihn.

Ich musste lachen.

Die Katze kam nicht.

Den Vater umzubringen oder den Stiefvater, das war die Befreiung.

Doch was sollte einer tun, wenn der Vater sich selbst umbrachte?

Wie konnte einer sich befreien?

Ein Mord ließ sich dramatisieren, er ließ sich loben und preisen. Das Publikum ergriff Partei, es sah den Kampf, das Hin und Her und das Gemetzel.

Die Tat wurde zum Mythos.

Der Täter wurde zum Helden, das Opfer versank im Vergessen. Eine Fußnote im Leben des Täters.

Ein Suizid war keine Handlung für die Bühne. Es gab kein Drama zu sehen, der Kampf blieb unsichtbar, Gut und Böse fielen in eins.

Ein Suizid war nichts als eine Angabe im Lexikon. Täter und Opfer schrumpften zu einem Namen und einem Datum. Genealogisches Zeichen: die Schlinge.

Ortsausgangsschild.

Ich stieg aufs Gas.

Der Junge sagte: »Frag doch weiter.«

Ich sagte: »Gibst du mir ein Bier, bitte? Neun mal neun.«

Der Junge beugte sich vor und langte nach unten.

Die Dose zischte, der Junge reichte sie herüber. Ich trank sie in einem langen Zug aus.

Wir hatten uns vorgenommen, uns nie vor dem Jungen zu streiten. Der Vorsatz hatte keine Chance gegen die befreiende Wirkung des Biers.

Der Junge hatte nicht aufgeräumt, ich hatte ihn wieder in Schutz genommen, zu Unrecht in Schutz genommen. Es war Dienstagabend, morgen würde Oksana zum Putzen kommen, doch er hatte nicht aufgeräumt.

Ich nahm ihn wieder in Schutz und widersprach M. Beides war falsch: Ihn überhaupt in Schutz zu nehmen, obwohl er es unzweifelhaft verbockt hatte, war falsch. Ihr vor dem Jungen zu widersprechen war erst recht falsch, »ein absolutes pädagogisches Unding«, sagte M., und sie hatte recht.

Wir brüllten uns an. Sie schrie, ich solle mir endlich Hilfe suchen, und sie hatte recht.

Der Junge stellte sich auf den Stuhl zwischen uns: »Hört auf zu streiten!«

Ich sah die Angst in seinem Gesicht. Ich hörte die Angst in seiner Stimme. Es war meine Angst.

Ich hatte es ihm nicht erspart. Ich war gescheitert, ein weiteres Mal.

Wie sollte ich es ungeschehen machen? Ich konnte die Zeit nicht zurückdrehen. Erst wenn ich mich auslöschte, machte ich alles ungeschehen.

Ich trat das Gaspedal bis zum Anschlag, der Junge schrie. Besoffen gegen den Baum, das würde niemand für Absicht halten.

Vor uns plötzlich das Heck eines Lahmarschs, Opel oder Skoda, ich zog auf die Gegenspur, da kam ein Auto, das hatte ich nicht gesehen, es blendete auf, der Junge schrie und schrie, ich schnitt den Lahmarsch und scherte knapp vor ihm wieder ein, ein lang gezogenes Hupen schoss uns entgegen und an uns vorbei.

Wir rasten an einer Stützwand entlang. Schalbeton. Gegenüber mündete im rechten Winkel ein Feldweg. Das war ideal. Ich prägte mir die Stelle ein.

Das Gerede der Wichtigtuer: Wenn, ja WENN es SO WEIT war, dann würden sie einfach einen Unfall bauen, besoffen, um den Suizid zu tarnen, wegen der Lebensversicherung. (Die Versicherungen zahlten in jedem Fall, nach einer kurzen Beitragszeit. Das wussten die Großsprecher nicht, das wussten nur die, die das Kleingedruckte gelesen hatten.)

Der Junge sagte: »Einundachtzig?«

Ich sagte: »Gut.«

Ich fragte mich, ob es richtig war, ihn vorn sitzen zu lassen.

12

»Der Amazonas. Wenn du in Südamerika in einen Bach spuckst, treibt die Spucke praktisch immer in den Amazonas und hier in den Atlantik.«

»Cool.«

Ich klappte den Atlas zu.

Der Junge sagte: »Ich will selber fragen!«

Die Verkäuferin stieg von einem Plastikhocker herunter.

Der Junge ging pfeilgerade auf sie zu. Er blieb abrupt vor ihr stehen: »Haben Sie ein Buch über Klettern?«

Ein paar Minuten später balancierte die Verkäuferin einen Stapel Folianten durch den Laden, Bücher über Reinhold Messner und über Luis Trenker.

Sie sagte: »Schau mal, hier. Das sind zwei ganz berühmte Bergsteiger. Dein Vater liest dir daraus bestimmt gern vor.«

Der Junge blickte skeptisch.

Er sagte: »Sind das Bücher über die Männer oder sind das Bücher übers Klettern?«

Die Verkäuferin sagte: »Auf Berge? Oder auf Bäume?«

Der Junge: »Alles. Vor allem Bäume. Und Mauern und so.«

Durch die Fußgängerzone floss jetzt ein schmaler, eingefasster Bach.

Die Stadtplaner hatten ihn wiederentdeckt beim Blick auf die alten Pläne. Er war eingedolt worden, vor so langer Zeit, dass selbst die ganz alten Leute nichts mehr von ihm gewusst hatten.

Zur Verschönerung der Innenstadt vor ein paar Jahren hatte man ihn wieder freigelegt.

Jetzt rann er durch die Fußgängerzone, plätscherte in seinem Kanälchen schnurgerade sanft bergab und unten in den Fluss.

Neckar, Rhein, Nordsee.

Niemand konnte sagen, wie der Bach denn hieß. Brühlbach, sagten welche. Katzenbach, sagten andere. Katzenbach hieß jeder Bach, von dem niemand sagen konnte, wie er hieß, und der Name stimmte immer, denn Katzen wurden in jedem Bach ertränkt.

Dieses Bächlein, dachte ich, das war das prototypische Faschismusbächlein. Versteckt und eingedolt, nach ein paar Jahren wieder rausgeholt und vorgezeigt, kanalisiert, schaut alle mal her, wir haben aus der Vergangenheit gelernt. Psycho-, Sozio-, Hydrologie.

In der Wasserrinne spielten Kinder.

Im Boden der Fußgängerzone, neben der Rinne, waren Drahtgeflechtstühle verschraubt. Heimat! Heimat! Hier ist es gemütlich! Wir bleiben hier! Uns kriegt hier keiner fort!

Der Junge ging ein paar Schritte vor mir, dann rannte er los. Er sprang im Zickzack über die Wasserrinne.

Er zog sich Schuhe und Socken von den Füßen und stieg ins Wasser.

Ich überlegte, ob ich sagen sollte, dass es dafür bereits zu kalt sei, dass das Wasser und das Wetter zu kalt seien, doch ich sagte nichts und hielt mich einen Moment lang für einen guten, lässigen Vater.

Plötzlich sah ich Dr. Turnschuh, einen alten Lehrer. Er trug eine Wollmütze. Ich konnte seine Haarstreifen nicht sehen.

Dr. Turnschuh. Nicht Sport, sondern Deutsch. Der einzige Lehrer, der damals auf der Beerdigung gewesen war.

Er hätte sich gewundert, was in den dreißig Jahren aus mir geworden war.

Turnschuh hatte mich immer aufgefordert, im Unterricht Hochdeutsch zu sprechen. Meine Antwort war immer: »Herr Faller, das geht nicht. Das ist doch albern.«

Den Punktabzug in der mündlichen Note nahm ich in Kauf.

Heute konnte ich Hochdeutsch sprechen. Die Großeltern hätten gesagt: »Er redet nach der Schrift.«

Ich sprach mit den Schwaben Hochdeutsch und mit den Hochdeutschen Englisch, ganz wie es nötig war, um Bildung und Weltläufigkeit zu behaupten.

War es wirklich Dr. Turnschuh? Oder führte mich die Erwartung, die Furcht in die Irre, einem alten Bekannten zu begegnen?

Alle paar Schritte sah ich jetzt jemanden, in dessen Gesicht ich ein anderes, jüngeres zu erkennen glaubte.

Wolfgang.

Ralf Beck.

Den Stiefvater, obwohl der bereits tot war.

Den Vater sah ich nicht. Dass der tot war, das wusste sogar mein Stammhirn. Das wusste bereits meine DNA.

Ein guter, lässiger Vater. M. und ich hatten uns gefragt, ob wir ein zweites Kind bekommen sollten. Einen Bruder. Einen Verbündeten für den Jungen. Oder eine Schwester. Ein Antidot gegen die Eltern.

Ich war dafür, M. war skeptisch.

Dann wollte M., doch ich hatte Zweifel.

So blieb es bei einem Kind.

Hier in der Fußgängerzone telefonierte jeder während des Gehens, jeder streichelte seine Wange mit einer kleinen Tafel Schokolade, nur ich war nackt und ohne Verbindung. Nackt und ohne Kontakt.

Ich fasste an die Jacke in Brusthöhe, und des heiligen, und fühlte die Dose mit dem Telefon in der Innentasche.

Ich dachte an M.

Wir hatten uns wieder gestritten. Dann war sie verschwunden. Ich ging durch die Wohnung und sah in jedes Zimmer. Die Wohnzimmertür war verschlossen.

Ich schlug gegen die Tür, M. reagierte nicht. Ich rief ihren Namen. Ich kickte gegen die Tür. Der Junge stand neben mir.

Er sagte: »Ich hab Angst.«

Ich brüllte, wie ich noch nie gebrüllt hatte, und dabei war ich doch ganz klar. Bleib hier. Geh weg.

Eine Altbautür, eine Kassettentür. Feste Bretter, dazwischen dünne Füllungen.

Ich drehte den Rücken zur Tür und trat mit der Hacke gegen das unterste Feld. Es krachte. Beim nächsten Tritt begann das Holz zu splittern. Ich trat noch einmal.

Ich sagte zum Jungen: »Kommst du da durch?«

Der Junge kroch ins Wohnzimmer und schloss von innen auf.

M. saß auf dem Sofa, die Augen weit und starr.

Sie trug einen Kopfhörer.

Sie nahm den Kopfhörer ab.

Der Junge sagte: »Was hörst du da?«

Am Rhythmus des Schepperns erkannte ich den Song.

Der Junge blutete an der Hand. Ich zog einen Splitter heraus. Er hatte sich verletzt, als er durch das geborstene Holz gekrochen war.

Ich sagte: »Tut es sehr weh?«

Der Junge sagte: »Geht.«

Ich wischte das Blut mit dem Ärmel meines Hemdes ab.

Dann ging ich aus dem Zimmer, ging in die Küche und deckte den Tisch für das Abendbrot.

Es klingelte. Zwei Polizisten standen vor der Tür. Ob alles in Ordnung sei. Ob sie auch meine Frau sprechen könnten.

Die Polizei kam ins Haus und zerstörte die Hülle.

Jetzt hatten nicht mehr nur die Nachbarn, jetzt hatte der ganze Staat auf uns ein Auge. Auf uns war kein Verlass. Der Staat musste das Schlimmste verhindern.

M. kam zur Wohnungstür.

Sie sagte: »Alles in Ordnung. Wir sind am Renovieren.«

Es gab keine solidere Familie als unsere. Die Anwältin, der Soziologe und ihr wohlerzogener Sohn.

Dr. jur. und Prof. Dr. rer. pol.

Der Vermieter hatte die Titel auf das Briefkastenschild setzen lassen. Nach ein paar Wochen, als alle Nachbarn es gelesen hatten, ersetzten wir das Schildchen durch eines, auf dem nur der Nachname stand.

Solide, freundlich, bescheiden. So eine Familie fiel erst auf, wenn die Polizei nach vielen Tage Stille die Wohnungstür öffnen musste.

Der Junge ging neben mir, barfuß. In der Hand trug er seine Schuhe, in denen die Socken steckten.

Ich sagte: »Zieh bitte die Schuhe wieder an. Du erkältest dich.«

Er setzte sich auf einen der festgeschraubten Drahtstühle.

Ich sagte: »Schade, dass wir kein Buch gefunden haben.«

Der Junge sagte: »Nicht so schlimm. Ich kletter sowieso lieber selber.«

13

Der Junge saß in der Schutzhütte und schnitzte Streifen in seinen Wanderstecken.

»Schnitz von dir weg«, sagte ich. »Du musst von dir weg schnitzen.«

Die Hütte stand mitten auf der Bergkuppe. Ich ging durch den Regen nach vorn, zum Hang.

Es war erst Mittag, doch die Wolken wurden so schnell dunkel, dass man das Gewitter, das heranzog, für die einbrechende Nacht hätte halten können.

Es blitzte. Ich zählte.

Bei drei war der Donner zu hören.

Ich sah hinunter zu den Dörfern.

Die Wolken links trieben nach rechts. Die Wolken rechts trieben nach links. Sie stießen direkt vor mir zusammen. Wieder ein Blitz.

Ich hatte nicht gewusst, dass hier so etwas möglich war. Dass der Wind zur gleichen Zeit aus entgegengesetzten Richtungen wehen konnte.

Das war das Kap der Guten Hoffnung. Am Kap der Guten Hoffnung wäre es so gewesen. Fast wäre ich am Kap der Guten Hoffnung aufgewachsen. Familienbla. Ich hätte von der Veranda unseres Hauses die Wolken gesehen: aus dem Südatlantik, aus dem Indischen Ozean. BÄNG.

Der Regen war jetzt sehr stark. Alle Luft war Wasser. Das Wasser floss über die Haare, über den Leib, floss außen auf der Jacke und sickerte durch die Jacke hindurch, floss unter der Jacke nach unten, auf der Hose, floss in der Hose nach unten, in die Wanderstiefel hinein.

Ich stapfte zurück. Das Wasser schmatzte in den Stiefeln.

Der Junge saß immer noch auf derselben Stelle der Holzbank, in derselben, leicht nach vorn gebeugten Haltung, und schnitzte.

Der Junge sah auf: »Weinst du?«

Ich sagte: »Auf dem Kopf? Es regnet!«

Ich sagte: »Schnitz von dir weg! Du musst von dir weg schnitzen!«

Der Junge schrie auf. Er blutete an der Hand.

Wir marschierten. Der Wanderweg führte zu einer Burgruine, die vor ein paar Jahren restauriert worden war. Vor und hinter uns wanderten Eltern mit Kindern. Die meisten trugen noch Regencapes, obwohl es aufgehört hatte zu regnen.

Die Kinder quengelten.

Aus dem Unterholz brach plötzlich ein Mann, er wetzte durch die Büsche, wedelte mit den Armen und rief: »Abenteuerpfad! Abenteuerpfad!«

Ein athletischer Mann. Knickerbocker und Wanderstiefel. Man sah ihm an, dass er regelmäßig Sport trieb. Dreimal in der Woche Joggen, in atmungsaktiver Kleidung.

Zwei Kinder rannten ihm kreischend hinterher, ein Junge und ein Mädchen. Er hatte eine Möglichkeit gefunden, die wandermüden Kinder aufzuwecken und abzulenken.

»Abenteuerpfad! Abenteuerpfad!«

Er war nicht genervt, er schimpfte nicht, er war ein Mustervater voller Fantasie, und alle konnten es sehen.

Am Rastplatz trafen wir ihn wieder. Er pellte Eier. Seine Kinder sahen geduldig zu.

Ich rief dem Jungen zu: »Abenteuerpfad!«

Ich watschelte auf der Einfassung des Sandkastens herum und gackerte: »Abenteuerpfad! Abenteuerpfad!«

Der Junge watschelte mir hinterher und rief: »Abenteuerpfad! Abenteuerpfad!«

Der Mustervater warf mir einen Blick zu, mit dem ich eine Schlägerei hätte begründen können, ohne mich ins Unrecht zu setzen.

Ich blieb stehen, betrachtete den Mann und überlegte. Eine Schlägerei wäre zu auffällig gewesen.

Der Junge sprang auf meinen Rücken und begann einen Ringkampf.

Ich drückte ihn weg. Er holte zum Schlag aus. Ich wehrte mit dem Unterarm ab. Die Faust des Jungen krachte auf die Elle. Ich holte aus, um ihm eine zu knallen, doch dann erreichte der Schmerz mein Gehirn. Mein Arm blieb in der Luft stehen. Ich schrie.

Abenteuerpfad. Er machte es instinktiv richtig, ich machte es instinktiv falsch. Ich wusste, wie sich ein Vater zu verhalten hatte, doch ich spürte es nicht.

Ich kannte den guten Vater aus den Ami-Filmen. Das war der Vater, der beim Baseball am Spielfeldrand stand.

Der Vater, der mit seinem Sohn den Weidezaun reparierte.

Der Vater, der zu seinem Sohn »Sportsfreund« sagte und ihm versprach, ihn bald zum Angeln mitzunehmen.

»Sportsfreund.«

»Kumpel.«

»Großer.«

Wenn er ein guter Vater war, hielt er sein Versprechen. Wenn er ein schlechter Vater war, wurde er im Lauf des Films dazu gezwungen, das Versprechen zu halten, und hinterher war er ein guter Vater und froh.

Hinterher saßen der Vater und der Sohn in einem Ruderboot schon in der Morgendämmerung auf einem See im Wald und angelten, und nichts passierte, und sie schwiegen, und das Wasser war still und flach, und dann saßen sie neben der Holzhütte, brieten zum Frühstück die Fische über dem Feuer, und der Vater erzählte und war ein Vorbild.

Der Vater erzählte davon, dass er einmal mit seinem Vater, also dem Großvater, zum Angeln gewesen sei und dass der Großvater ihm, dem Vater, erzählt habe, dass er einmal mit seinem Vater, also dem Urgroßvater, zum Angeln gewesen sei und dass der Urgroßvater ihm, dem Großvater, erzählt habe, dass er, der Urgroßvater, einmal mit seinem Vater, also dem Ururgroßvater, zum Angeln gewesen sei, und das Erzählen geriet von der Vorvergangenheit in die Vorvorvorvergangenheit, ins späte Pleistozän, ins Paläogen, in die Kreide, ins Jura. Ein Ammonitenvater trieb mit seinem Jungen auf dem Boot über das Thetysmeer, warf die Raspelzunge aus und erzählte. Dann schwiegen sie wieder.

Ich fragte mich, ob es richtig gewesen war, mit dem Jungen hierherzukommen. Ihm zu zeigen, was von mir und meiner Kindheit noch übrig war.

Dadurch machte ich alles unnötig schwer.

Alles wurde zäh, jede Bewegung, jeder Gedanke. Fette Brocken Lehm klebten an den Schuhen und am Hirn und bremsten alles.

Ich konnte doch nur drum herumreden. Ich musste den Schwarzen Gott von ihm fernhalten, und ich wusste nicht wie.

Eine Frau mit Hund spazierte vorbei. Der Junge ging auf sie zu und fragte: »Darf ich den streicheln?«

Er ging in die Hocke und ließ den Hund an seiner Hand schnuppern. Er streichelte den Kopf und den Hals und den Rücken des Hundes.

Die Frau sagte, dass der Junge das sehr gut mache. Sie fragte, woher er denn wisse, wie man mit Hunden umgehe. Ob wir denn selbst Hunde hätten. Ob wir auf dem Weg zur Ruine seien. Dass das noch ein ganzes Stück sei, aber nun sei der Regen ja wieder vorbei.

Sie musterte mich freundlich. Sie hatte kurze dunkle Haare und einen großen Mund.

Meine Wangen wurden heiß. Ich spürte, dass ich rot wurde. Ich schwitzte.

Ich antwortete gerade so viel, wie nötig war, um nicht unhöflich zu wirken.

Sie zog den Hund vom Jungen weg und verschwand.

Der Junge sagte: »Wir haben schon drei Hunde gesehen, zwei Katzen, fünf Weinbergschnecken und zwölf Nacktschnecken!«

Kinder blickten immer nach unten, neugierig auf das, was wuchs. Wir Alten hatten den Kopf in der Luft.

Der Junge sagte: »Und zweiunddreißig Wanderer!«
»Durch acht?«
»Vier.«
»Sehr gut.«

Der Junge zog die Seile aus dem Rucksack und kletterte in einen Baum.

Er rief: »Siehst du mich?«

Ich rief zurück: »Klar, ich seh dich!«

Doch das stimmte nicht.

14

Ich musste mich verabschieden. Wenn ich mich erst einmal verabschiedet hatte, musste ich auch gehen.

Der Abschied von Frieder misslang.

Der Parkplatz war leer, der Asphalt nass und schwarz, rote und gelbe Flecken. Montagvormittag. Ich parkte ganz hinten, direkt an der Hecke.

Der Friedhof lag in einer Senke, nicht weit von der Umgehungsstraßenbrücke. Der Wind wehte den Motorenlärm herüber.

In der Senke rann ein Bach, am Friedhof vorbei. Leichenwasser, zum Neckar, zum Rhein.

Wir traten auf die bunten Blätter, die auf dem Asphalt klebten.

Ich wollte dem Jungen zuvorkommen.

Ich sagte: »Dahinten liegt ein Freund von mir.«

»Ist er tot?«

»Ja, das ist ein Friedhof hier. Du warst noch nie auf einem Friedhof, oder?«

»Ist er schon lange tot?«

»Ja.«

»Warst du traurig, als er gestorben ist?«

»Klar.«

»Bist du immer noch traurig, dass er gestorben ist?«

»Nee.«

Ich musste nachdenken.

»Ich glaube nicht.«

Frieder hatte versucht, sich das Leben zu nehmen. Deshalb waren wir zusammengezogen.

Im Stillen hatte ich gehofft, wenn ich gut genug war, würde ich es diesmal schaffen. Und wenn ich es schaffte, dass Frieder am Leben blieb, dann konnte ich alles rückgängig machen, und dann blieb auch der Vater am Leben.

Ich hielt mich noch für allmächtig.

So in etwa.

Ich dachte an die Auferstehung.

Frieder und ich hatten begonnen, uns für KUNST zu interessieren. Wir fuhren mit dem Rad nach Gebingen, nach Gmünd, nach Stuttgart, nach Ulm. Wir wischten uns den Schweiß aus den Gesichtern und zitterten in klimatisierten Museen.

Wir sahen Gemälde und Skulpturen, manchmal auch Installationen. Wir vertieften uns in den Anblick. Frieder nannte uns: Augenstaubsauger.

Die Herkunft schrie uns ins Ohr:

Kunst ist für die Faulen!

Kunst hat keinen Nutzen!

Das sind doch alles Hirngespinste!

Die Herkunft, die statt Augen eine Meinung hatte. Eine HALTUNG.

Kunst war nichts für Arbeiter (mich) und Bauern (Frieder). Kunst war nichts für einen Mann. Kunst war für Bonzen und Schwuchteln.

Wenn irgendwo eine Ausstellung stattfand, fuhren wir hin, ganz gleich, was ausgestellt wurde. Doch dann wurde uns klar, dass wir nicht alles sehen konnten. Dass wir auswählen mussten.

Wir fällten Urteile.

Am Anfang vertieften wir uns in Bilder, auf denen man noch etwas erkennen konnte.

Wir saugten die Epochen auf. Den Dadaismus (Frieder nannte ihn: nur eine Idee). Den Surrealismus (Frieder: Kunsthandwerk, das tiefsinnig tat). Die Pop-Art (Frieder: hohle Deko).

Wir studierten die Abstrakten, die Kleckse, die Monochromen, die Streifen, die Fettkübel und die Nagelbilder.

Ich verteidigte noch die offensichtliche Scharlatanerie. Ich fand aus Prinzip gut, was die Herkunft schlecht fand. Ich verteidigte, Frieder höhnte. Er war mir immer ein, zwei Stufen voraus.

Dann saßen wir vor dem Beckmann.

Auf den Beckmann konnten wir uns einigen.

Ein Riesenschinken. Breit wie ein Fußballtor und doppelt so hoch.

Die Staatsgalerie verlangte keinen Eintritt. Wir mussten nur irgendwie nach Stuttgart kommen, trampen oder mit dem Rad, dann konnten wir, solange wir wollten, vor dem Bild sitzen, eine Stunde oder einen ganzen Tag.

Wir saßen nebeneinander und wiesen uns flüsternd auf Details hin, die wir gerade entdeckt hatten. Da liegt ein totes Baby. Der da mit den blauen Kniestrümpfen. Sieht aus wie Hitler. Kann nicht sein, das Bild ist von 1916.

Wir versuchten, den Aufbau des Bildes zu begreifen.

Wenn ich die Augen zukniff und die Details verschwimmen ließ, erkannte ich Diagonalen. Sie skizzierten einen Hügel, vielleicht aus Schutt. Ein knochiger Mann, nackt, von hinten. Verrenkte, unglückliche Figuren.

Andere sahen aus wie Zuschauer im Theater: ein dicker Glatzkopf mit Schnauz, eine Frau im roten Kleid, mit Dutt.

Manche waren nur angedeutet als graue Striche.

Oben, in der Mitte des Bildes: eine schwarze Sonne.

Große Flächen waren weiß, unbemalt.

Dass das Bild gar nicht fertig war, überwältigte uns. Wir sahen so viele Einzelheiten, und doch war es nicht fertig. In dem Bild lag etwas, das wir noch nie bei einem Kunstwerk bemerkt hatten.

Kunst war für Bonzen und Schwuchteln. Lange hatte ich in das Geläster der Alten eingestimmt. Ich war ein verständiger Junge. Ich konnte gut verachten.

Jetzt ahnte ich, dass das falsch war.

Und ich ahnte, dass der Gott der Erwachsenen erfunden war und ihre Beterei gelogen.

Kunst bedeutete: Es gab noch etwas anderes.

Kunst war das, von dem die Herkunft keine Ahnung hatte.

Ich befreite mich von Arschlöchern wie mir.

Kunst war vielleicht Liebe.

Das Bild hieß »Auferstehung«, doch es ging nicht um Auferstehung. Da war kein Christus, der nach oben schwebte. Das Bild war nicht einmal im Hochformat.

Ich begann es abzuzeichnen. Um was geht es?

Der Junge sagte: »Was machen wir an dem Grab?«

Ich hatte keine Blumen dabei.

Ich sah hinunter, auf den Fußweg. Asphalt.

»Hilfst du mir, ein Steinchen zu suchen?«

»Warum?«

»Ich möchte es auf den Grabstein legen. Das macht man so, wenn man keine Blumen dabeihat.«

»Warum?«

»Als Zeichen. Dass man da war.«

»An was ist dein Freund denn gestorben?«

»Er war krank.«

An der Aussegnungshalle bogen wir ab, bergauf. Das erste Gräberfeld, das zweite Gräberfeld, hier musste es sein.

Das Feld war fast leer. Rasen, ein paar einzelne Gräber. Ich ging zurück und las die Namen. Die Sterbedaten waren alle aus den letzten Jahren.

Neben einem Grab stand ein Auto, ein alter Kombi. Ein Mann bugsierte einen Grabstein von der Ladefläche auf eine Karre.

»Wen suchen Sie?«, fragte er im Dialekt.

Er wischte den Staub an seiner feuchten Lederschürze ab und reichte mir die Hand.

Ich wollte Frieders Namen nicht nennen. Noch bevor der Regen aufhörte, würden Frieders Eltern wissen, dass ich sein Grab gesucht hatte.

Ich nannte das Sterbejahr.

»Die sind schon lang fort«, sagte er.

Er fixierte mich.

»Da hat man die Schrift noch mit der Hand gehauen«, sagte er.

Er dachte: Früher war alles besser.

Es war mir zu kompliziert, einer Prämisse zu widersprechen, die er nicht ausgesprochen hatte.

Ich nickte wie ein Arschkriecher und sagte: »Ja, früher …«

Er sagte: »Genau. Ganz genau.«

Ich sah nach dem Jungen.

»Nicht auf die Erde treten!«, rief ich. »Bleib auf dem Rasen, bitte!«

»Wissen Sie, an was man das erkennt?«

Der Junge balancierte auf einer Grabeinfassung.

»An der Nut. Wenn die Nut unten spitz ist, wie ein V, dann ist die Schrift von Hand gehauen. Wenn sie rund ist, wie ein U, dann ist sie gefräst. So wie der hier.«

Er zeigte zum Grabstein auf der Karre.

»Der kommt aus China, so wie er da steht. Mit einem Jesuskreuz drauf, einer Kerze, einer Rose, was Sie wollen. Die Chinesen machen alles. Ein Kleeblatt! Auf einem Grabstein! Wir legen den Stein bloß noch unter die Fräse und schreiben den Namen in den Computer. Und die beiden Jahre, Geburtsjahr, Sterbejahr. Oder wie genau die Leute halt das Datum wollen. Das ist aus dem Steinmetz geworden. Eine Sekretärin, die nicht mal richtig tippen kann.«

Ich wollte mich wegdrehen zum Gehen.

»Das Schlimmste ist, dass du nach einer Weile auch Muskeln hast wie so ein Spargeltarzan. Meine Hemden von früher, die sind mir heute alle zu weit an den Schultern. Ich werde immer weniger, und der Chines' wird immer mehr.«

Frieders Grabstein war fort. Als ob er nie begraben worden wäre. Das Dokument, das bewies, dass er gelebt hatte und dass er gestorben war, war weggeschafft.

Der Stein des Vaters war bereits seit vielen Jahren fort.

Ich steckte den Kiesel in die Jackentasche. Ich fühlte die Dose, in der das Telefon klapperte, und ich fühlte die Nabelschnurschere. Steinchen, Dose, Schere. Tsching, Tschang, Tschong.

Ein Traktoranhänger stand auf dem Weg. Ich versuchte, im Schritttempo daran vorbeizuziehen, doch der Weg war zu schmal. Ich befürchtete, in den Graben zu rutschen. Ich stellte den Motor ab.

»Bleib sitzen«, sagte ich zu dem Jungen und stieg aus.

Ich ging am Hänger vorbei, er war mit Rüben beladen. Auf dem Traktor saß ein Bauer und telefonierte.

Er sah zu mir herunter und grinste.

»Ich muss Schluss machen, bin gleich daheim!«

Der Bauer stieg vom Traktor. Er nannte meinen Nachnamen.

Ich sagte: »Micha.«

Er sagte: »Ich fahr zum Hof. Komm mit, für einen Kaffee ist Zeit.«

Micha war Frieders kleiner Bruder. Er hatte M. und mich einmal in Berlin besucht, da war der Junge gerade auf der Welt, zur Grünen Woche. Ich hatte ihn noch nie in Arbeitskleidung gesehen.

Micha hatte den Hof vor ein paar Jahren übernommen und ihn vergrößert. Er führte den Betrieb zusammen mit seinem Mann.

Wir rollten dem Hänger hinterher.

Wir standen vor der Scheune.

Micha würde gleich zum Jungen sagen: Du bist aber groß geworden.

Micha sagte: »Du bist aber groß geworden.«

Der Junge turnte zwischen Traktor und Hänger herum. Er versuchte, eine Katze anzulocken, die unter den Hänger gekrochen war.

»Komm lieber raus da«, sagte Micha. »Wenn sich die Bremse löst, bist du Matsch.«

Das war eine stehende Wendung. Wenn sich die Bremse löst, bist du Matsch. Vor etlichen Jahren, weder Micha noch ich waren auf der Welt, hatte ein Bauer abschüssig gehalten. Hier im Dorf oder ein paar Dörfer weiter, es war der Straub oder der Binder oder der Schmied gewesen, je nachdem, wer die Geschichte erzählte.

Damit ihn beim Pinkeln niemand sah, stellte sich der Bauer zwischen Traktor und Hänger. Der Hänger war alt, die Bremse löste sich.

»Du weißt, was mit dem Allgaier passiert ist«, sagte Micha zu mir.

»Komm raus da«, sagte ich zu dem Jungen.

»Rüben«, sagte Micha.

»So viele Rübengeister kannst du gar nicht schnitzen«, sagte ich. »Komm jetzt raus da! Wenn sich die Bremse löst, bist du Matsch!«

Micha sagte: »Auf geht's, wir setzen uns rein.«

Ich humpelte zum Haus.

Micha: »Was hast du mit deinem Fuß gemacht?«

Ich sagte: »Gegen die Wand getreten.«

Micha lachte: »Sauber. Das sollte man viel öfter machen. Spielst du noch Fußball?«

Michas Küche war groß und leer. An der gekalkten Wand hing ein Kalender, in der Ecke ein Kruzifix ohne Korpus.

Micha war evangelisch. Alle Bauern waren evangelisch. Es gab hier keine katholischen Bauern.

Wenn man die deutschen Bauern fragte, wie sie es mit Rom hielten, war das Ergebnis eine Landkarte von 1648.

Die Bauern waren zuerst da. Wer zuerst da war, dem gehörte das Land. Das Land und die Kirche.

Die Gemeinden hatten den Katholischen nach dem Krieg ein paar schmale Ackerstreifen verpachtet, zur Selbstversorgung.

Die Großmutter hackte Erdäpfel neben dem Bahndamm. Ein hageres Weiblein, blau karierte Kittelschürze, ein Tuch um den Kopf. Ich saß am Rand des Ackers und stapelte Steine zu Männchen. Manchmal brummte der Schienenbus durchs Bild, erst in Richtung Huningen, dann in Richtung Gebingen. Vor dem Fußgängerüberweg wurde er langsamer und hupte.

Die Großmutter hatte einen Kropf am Hals und einen Dutt auf dem Kopf, und an der linken Hand besaß sie nur noch den kleinen Finger und den Daumen. Sie hatte im Sägewerk gearbeitet, an der Zufahrtsstraße in die Stadt. Heute stand dort ein Möbelmarkt.

Das war kein Familienbla. Die Fingerstümpfe, das waren Dokumente.

Wolfgang und Ralf Beck sagten, dass die Großmutter nett sei, weil sie uns manchmal Schokolade schenkte. Wenn ich heute an die Großmutter dachte, musste ich immer daran denken, dass meine Freunde gesagt hatten, sie sei nett. Ich war mir nicht so sicher, ob sie nett gewesen war. Die Mutter hatte etwas angedeutet, doch du sollst Vater und Mutter ehren.

Einen Kropf und einen Dutt. Ich hatte die Wörter immer verwechselt.

Ich sah die Großmutter, eines Abends, wie sie in ihrem Schlafzimmer stand und den Dutt aufknotete und die langen Haare auseinanderschüttelte und bürstete wie ein Mädchen. Dass sie einmal jung gewesen war, das war ein ungeheuerlicher Gedanke.

Morgens kam sie herüber, von der anderen Seite des Fußballplatzes, und schmierte ein Marmeladenbrot, und Mutter ging zur Arbeit, in die Steppdeckenfabrik oder zum Putzen zum Parigi.

An ihrem letzten Tag seufzte die Großmutter, fasste sich mit beiden Händen an die Brust und sank auf den Küchenboden.

Sie lag zwei Tage aufgebahrt in einem leeren Zimmer gleich neben der Haustür. Kerzen brannten, um den Sarg lag Tannenreisig. Es roch nach Weihnachten. Alle alten Flüchtlinge kamen vorbei, aus dem Dorf, aus den Nachbardörfern, und der Gatzmüller und seine Frau kamen sogar aus Ludwigsburg mit der Bahn. Zweimal umsteigen. Das letzte Stück mit dem Schienenbus.

Michas Küche. In Berlin hätte man einen so großen Raum zur gediegenen Wohnküche aufgemotzt, dachte ich. Amerikanisch, mit einer Kochinsel in der Mitte und Stahlrohrhockern drum herum, für das Frühstück unter der Woche, und gleich daneben ein massiver Holztisch aus geölten Dielen für das Abendessen.

Ich war in solchen großen Küchen zu Gast gewesen. Professoren, Architekten, Unternehmensberater.

Sie besaßen große Aquarelle oder Ölgemälde in Rahmen

aus Holz und gebürstetem Aluminium, die über riesigen Chaiselongues an der Wand hingen.

Kunst, von der sie überzeugt waren, dass sie ihnen etwas bedeutete. Kunst, die mit einer GESCHICHTE verbunden war.

»Der Künstler war die erste große Liebe meiner Urgroßmutter. Als ich das Bild im Katalog sah, musste ich einfach mitbieten.«

Oder: »Erinnert an Rauschenberg, nicht? Vor einem Bild von Rauschenberg hat sie zum ersten Mal meine Hand genommen, in der Tate. Ach, wir müssen mal wieder nach London.«

Ich kannte solche Wohnungen gut.

Anekdoten als Empirie.

Ich betrieb auch nur Schmalspursoziologie.

Eines Tages sagte Frieder, er wolle den Beckmann haben.

Ich sagte, in einem Museum ein Bild zu stehlen sei ein Verbrechen, und zwar nicht nur im juristischen Sinn.

Ich sagte, das Bild sei außerdem viel zu groß.

Frieder sagte, das Bild passe gut in die Scheune. Wenn das Wetter schön sei, könnten wir es nach draußen stellen, auf die Wiese. Dann könnten alle aus dem Dorf sich das Bild ansehen, ohne nach Stuttgart fahren zu müssen. Sie müssten natürlich Stillschweigen bewahren, da das Bild ja geklaut sei, aber das sei kein Problem, da die Nachbarn ohnehin nicht viel redeten.

Frieder sagte, das eigentliche und seiner Ansicht nach einzige echte Problem sei, das Bild aus der Staatsgalerie herauszubekommen.

Frieder begann, sich mit Zauberei zu befassen. Copperfield, Siegfried und Roy, Hanussen. David Copperfield hatte immerhin die Freiheitsstatue verschwinden lassen.

Nach ein paar Tagen präsentierte er seinen Plan. Wir würden den Beckmann durchsichtig, also unsichtbar machen, indem wir das Bild auf beiden Seiten mit Spiegelfolie bedeckten.

Dann würden wir es, mit grünen Latzhosen als Glaserlehrlinge verkleidet, auf einen Hubwagen verfrachten und aus dem Museum schaffen.

Frieder räumte in der Scheune, gleich neben dem rückwärtigen Tor, das Gerümpel weg, sodass Platz für den Beckmann war. Hier würden wir den Riesenschinken wieder sichtbar machen.

Dann kamen die Abiturprüfungen, und Frieders Elan ließ nach.

Er hatte über seinen Plan, den Beckmann zu klauen, immer in einem Ton gesprochen, der es möglich machte, alles auch als Scherz aufzufassen.

Der Platz an der Schuppenwand blieb frei. Manchmal saßen wir vor der unverputzten Backsteinmauer. Wir zeigten uns Einzelheiten, die wir bisher übersehen hatten, und weiße Stellen im Bild.

Als Frieder starb, fuhr ich einen Sommer lang Fahrrad. Ich kam von der Beerdigung zurück nach Hause, nach Berlin, und am nächsten Tag fuhr ich los. Immer an der Mauer entlang, an den Malereien vorbei, ich fragte Frieder nach seiner Meinung, er hielt das Gepinsel für Quark, am Stadtrand den Grenzzaun entlang, bis ich wieder dort ankam, wo ich begonnen hatte. Ich fuhr los, als die Sonne aufging, und um Mitternacht war ich wieder zu Hause. Am nächsten Tag fuhr ich wieder los, immer an der Innenseite der Mauer entlang.

Michas Küche war gekachelt. Überall waren Kacheln, auf dem Boden, brusthoch an den Wänden. Eine Bauernküche eben.

Micha sagte: »Dein Dialekt ist noch breiter geworden.«

Ich sagte: »Du redest ja fast schon Hochdeutsch.«

Micha sagte: »Doch.«

Ich sagte: »Mein Dialekt ist derselbe wie früher. Ein Ammonit, den ich ab und zu aus dem Schrank hol und rumzeig.«

Micha sagte: »Keine Schnecken.«

»Keine Schnecken.«

An der Wand stand ein Klavier.

»Seit wann spielst du Klavier? Spielt Schorsch Klavier?«

Ich versuchte, nicht überrascht oder spöttisch zu klingen.

Micha sah mich an, als sei er sich nicht sicher, was ich gesagt hatte.

Er sagte: »Was?«

»Seit wann du Klavier spielst.«

Er grinste, dann begann er zu lachen: »Spielst du Klavier?«

»Woher auch?«

»Na also«, sagte er. »Wir haben das Klavier geschenkt bekommen von der Frau Wagner. Also geerbt. Der Schorsch hat sie immer besucht, als sie nicht mehr laufen konnte. Für sie eingekauft und so. Wahrscheinlich hat sie gedacht, sie tut uns einen Gefallen. Wir bringen es nicht fertig, das Ding zu verkaufen. Aber man kann Bücher draufstellen oben.«

Er ging zum Klavier, griff ein Buch und wedelte damit. Ich kannte das Buch.

»Um was geht es?«, sagte ich.

»Um was geht es?«, sagte Micha.

Der Junge rief: »Serpentinen!«

Ich sagte: »Arbeiterjunge schafft es auf die Uni. Gehört nicht mehr dahin, wo er herkommt. Gehört nicht dahin, wo er jetzt ist.«

Micha sagte: »Junger Schwuler zieht in die Großstadt. Gehört nicht mehr dahin, wo er herkommt. Gehört nicht dahin, wo er jetzt ist.«

Ich sagte: »Da haben wir zwei verschiedene Bücher gelesen.«

Der Junge hatte das Klavier aufgeklappt. Er klimperte die Tonleiter rauf und wieder runter.

Micha sagte: »Macht ja nichts.«

Ich sagte: »Nein, warum sollte das was machen.«

Micha sagte: »Ich hab mich nicht getraut, im Laden nach dem Buch zu fragen. Ich wusste nicht, wie man den Namen ausspricht. Oder den Titel. Ich hätte das Buch fast nicht gelesen, weil ich kein Französisch kann. Witzig, oder?«

Ich: »Hättest du was verpasst?«

Micha lachte: »Dass die Studierten so ein Getue veranstalten, das wusste ich vorher. Und den Rest sowieso.«

Ich sagte: »Wir sind nicht die Zielgruppe.«

Micha: »Sieht nicht so aus. Ich hab's dann im Internet bestellt.«

Ich sagte: »Wer schafft es als Erstes?«

Micha: »Sich zu befreien?«

»An die Macht.«

»Die Frauen. Weibliche Thronfolge, kein Problem. Was die Monarchie hinkriegt, sogar in England, das ist für den Kapitalismus erst recht kein Problem. Solang es halt in der Familie bleibt.«

Ich dachte an M. Ihr Vater hatte auf der Warnowwerft Frachter geschweißt, mit dem Schichtbus eine Stunde hin, eine Stunde zurück. Dann die Wende, Entlassung, drei Jobs gleichzeitig. Nachtwächter, Strukturvertrieb, Autowerkstatt. Viel Alkohol, viele Zigaretten, wenig Schlaf, Herzinfarkt.

Ihre Mutter hatte in der Kaufhalle gestanden. Dann eine ABM nach der anderen, Krankheit, Frührente.

Der Plattenbau in der Kleinstadt am Bodden, wir hatten M.s Mutter oft besucht hinter ihren Kakteen in der winzigen Wohnung.

M. war nach dem Abitur gleich ins Ausland gegangen. Heute konnte sie sich aussuchen, für welche Kanzlei sie arbeiten wollte.

Micha sagte: »Wie geht es M.?«

Ich sagte: »Sie kann die Macht schon sehen.«

»Grüß mal schön.«

Ich sagte: »Mach ich. – Die Schwulen?«

Micha: »Gehören zur Familie.«

»Arbeiter? Bauern? Oder wie man heute dazu sagt?«

»Gibt es eh nicht.«

Ich: »Das ist mir zu defätistisch.«

Micha: »Nenn's, wie du willst. Es ist ganz einfach: Dass oben keine Frauen sind und keine Türken, das kann jeder sehen. Das gibt ein schlechtes Bild. Das will niemand dauernd vorgeführt kriegen, dass er nur auf seinem Sessel hockt, weil andere verarscht werden.«

Ein anderer hätte sich in Rage geredet. Micha argumentierte überlegt, resigniert. (Vielleicht war Überlegung und Resignation das Gleiche.)

Micha sagte: »Aber dass da keiner von unten kommt, das kann man nicht sehen. Am Gesicht nicht und am Namen auch nicht. Und wenn man es eh nicht sehen kann, kann man sich die ganze Kosmetik sparen.«

Ich sagte: »Defätistisch.«

Jetzt wurde Micha doch noch lauter: »Wer soll denn die Drecksarbeit machen? Die Kinder von den Studierten? Das werden die Studierten verhindern, mit allen Mitteln.«

Ich sah zum Jungen hinüber, der am Klavier saß, und sagte: »Kann sein.«

Micha sagte: »Man kann seine Klasse nicht verlassen. Man kann sie nur verraten.«

Ich sagte: »Wer sagt das? Friedrich Engels?«

Micha sagte: »Gerhard Schröder.«

Ich bemerkte erst jetzt, dass der Junge schon die ganze Zeit ein richtiges Lied spielte.

Ich sagte: »Das kenne ich. Was ist das?«

Der Junge sagte: »Für Elise.«

Micha sagte: »Das ist schön.«

Ich sagte: »Seit wann kannst du Klavier spielen?«

Plötzlich schrie jemand: »Fort! Fort, du Scheißviech!«

Das kam von draußen.

Micha sprang auf.

Er war bereits aus der Tür. Er rief: »Hau ab!«

Vor der Tür lag ein Spatz. Die Katze hatte ihm den Bauch aufgerissen. Er lag auf der Seite, dann saß er, zappelte, versuchte zu hüpfen. Die Katze kauerte wieder unter dem Rübenanhänger. Auf die Erde geduckt, observierte sie das Geschehen.

Ich sah den Vogel mit dem offenen Bauch, hob ihn auf, er hatte kein Gewicht, in den Federn steckte nur eine winzige Kugel, eine Murmel, ein blasser Wurm quoll heraus, das war der Darm.

Der Spatz piepste, jedenfalls machte er den Schnabel auf und zu, doch er war nicht zu hören.

Ich hielt ihn in der Hand, er war leicht, er war bereits nur noch Seele, metaphysischer Flausch.

Ich legte den Hals des Vogels zwischen Zeige- und Mittelfinger, der Kopf lag in den Fingerbeugen, und zog.

Ich drehte mich von den anderen weg.

Der Faden spannte, dann riss er ab.

Ich legte die Federkugel auf die Erde, daneben den Kopf. Ich richtete mich wieder auf und sah in die Gesichter der anderen: der Junge empört, Micha erschrocken, Schorsch angeekelt.

Wenn es sein musste, war ich bereit, schnell eine Entscheidung zu treffen. Manchmal war es die falsche, doch es war eine Entscheidung. Abstand halten, Lage scannen, entscheiden.

Gesinnungsethik, Verantwortungsethik. Max Weber.

Ich hatte alles immer mit mir selbst abgemacht. Weggedacht und weggegrübelt. Ich musste nicht herumlabern.

Ich sagte: »Hallo, Schorsch.«

Micha sagte: »Brutal wie ein alter Bauer. Du warst mal so sensibel.«

Er lachte unsicher.

Ich sagte: »Ich bin vernünftig geworden.«

15

Der Junge ging gern zur Schule. Er lernte gern, und er zeigte gern, was er konnte. Seine Noten waren nicht besser, als meine es gewesen waren, doch er würde es später leichter zu etwas bringen. Die Drecksarbeit würde er niemals machen.

Jetzt spielte er sogar Klavier.

Den Kindergarten hatte er gehasst. Drei Stockwerke, ein Plattenbau, gerade saniert und rot angemalt. Ich dachte jedes Mal an »Zinnoberrot«, ein Wort, das ich nur aus dem Deckfarbkasten kannte. An den Türen der Gruppenräume Gänseblümchen, Grashüpfer, Fliegenpilze.

Manche Kinder wurden morgens vom Vater gebracht, auf dem Weg ins Büro. Abgeholt wurden sie von der Mutter oder vom Au-pair. (Das war der Lohn der Väter fürs Bringen am Morgen: Am Abend durften sie so lange arbeiten, wie es ihnen gefiel.)

Am deutlichsten erinnerte ich mich an den Zweimetermann mit den zurückgegelten Haaren und dem gemauerten Gesicht. Bleistiftgrauer Einreiher. Ein HERR. Er grüßte niemals, so sehr war er mit seiner Tochter beschäftigt.

Der Junge sagte »Guten Morgen« zum Mädchen, er sagte »Guten Morgen« zu ihrem Vater.

Der HERR zog mit gepressten Lippen das Ärmchen seiner Tochter aus der Jacke. Die Tochter riss sich los und rannte durch den langen Flur. Der HERR ließ die Schultern sinken und blickte auf die blauen, roten, grünen, gelben Garderobenhaken.

Er hob den rosa Rucksack an und öffnete den Reißverschluss. Er zog eine rosa Brotdose heraus und einen Joghurtbecher. Er sah sich suchend um. Er schien jeden Morgen aufs Neue vergessen zu haben, wo die Kühlbox für die Brotdosen stand.

Ich brachte den Jungen zur Tür mit dem großen Tausendfüßler. Wir küssten uns zum Abschied.

Beim Hinausgehen sagte ich zum HERRN: »Auf Wiedersehen!«

Der HERR sagte leise: »Und jetzt den anderen Ärmel, bitte.«

Sein Name stand auf einer Liste mit Elternadressen. Ich suchte ihn im Internet. Er war Wirtschaftsredakteur bei einer großen Tageszeitung. Etliche Kommentare waren mit seinem Namen gezeichnet.

Er monierte die mageren Ergebnisse des Weltwirtschaftsgipfels.

Er konstatierte, dass vonseiten der leistungsbereiten Mehrheit des Landes der Ruf nach steuerlichen Anreizen zu Recht laut werde.

Er forderte trotz allem Unnachgiebigkeit gegenüber Griechenland. Und jetzt den anderen Ärmel, bitte.

Die Erzieherinnen grüßte der HERR respektvoll und mit jener leutseligen Höflichkeit, die unabdingbar war gegenüber Dienstboten, von deren Wohlwollen man abhängig war. Die Erzieherinnen durften nicht so genau hinsehen, wenn das Kind bereits morgens glühte. Andernfalls kam der Zweimetermann in die Bredouille. Dann musste er ein krankes Kind mit in die Redaktion nehmen oder zu seinen Terminen bei Unternehmen und Verbänden und Ministerien.

In den ersten Wochen nahm ich das Verhalten des Zweimetermanns persönlich. Dann bemerkte ich, dass er auch die anderen Eltern nicht grüßte. Er schien nicht zu wissen, wie er uns gegenübertreten sollte. Wir waren nur die Mütter oder die Väter der anderen Kinder. Es war ihm nicht möglich, daraus unseren Status abzuleiten. Er nahm sich jeden Morgen vor, uns im Internet zu suchen, und jeden Morgen, im gleichen Augenblick, in dem er auf den Gehweg vor dem Kindergarten trat, endlich den Arbeitstag und die Verdikte, die er würde fällen müssen, im Blick, vergaß er es wieder.

Jeden Morgen gab er sein Kind im Kindergarten ab, und jeden Morgen wirkte es, als habe ihm die Ehegattin zum ersten Mal das gemeinsame Kind anvertraut.

Jeden Morgen fuhr ich ins Institut, setzte mich an den Schreibtisch, las einen meinungsstarken Wirtschaftskommentar und lachte und lachte und lachte und lachte.

Der Monitor war eine Öffnung in die Vergangenheit. In die Zukunft. Ins Jenseits. Ich sah auf den Monitor und diffundierte in etwas Großes hinein.

Internet und Bier.

Ich löste mich in der Ewigkeit auf.

Alle fünf Minuten checkte ich die Mails und die Mentions, las Nachrichten quer, las Leserkommentare und beliebige Postings – stets in einer Erwartung, die ich niemals auch nur in Gedanken formulieren konnte.

In der Erwartung, auf die eine, alles verändernde Nachricht zu stoßen, von der ich nicht wusste, wie sie hätte lauten können.

»Du machst das schon alles richtig. Dein Vater.«

So in der Art.

16

Im Frühjahr war ich zu einem Kongress nach Bologna geflogen. Ich muss auf Montage, hatte ich im Scherz zu M. gesagt, wie immer.

Ich war nicht gern unterwegs. Ich hasste das Fliegen, ich hasste die Nächte im Hotel. Zu viel Bier und in der Glotze immer wieder diese blöde Reportage mit dem überbreiten Schwertransport.

Am Flughafen von Bologna musste ich mit dem Fahrer noch auf einen Kollegen warten, der aus Paris kam. Der Fahrer sprach kein Englisch, ich sprach kein Italienisch.

Ich vertrug das Fliegen schlecht. Ich vertrug nicht einmal das Bahnfahren.

Von allen Seiten schallte das Gebell der Führungsmänner, der Leader, der Abteilungsleiter, die ihren Untergebenen und ihren Mitführern, all ihren Mitminihitlers am Telefon die Welt erklärten, in den Großraumabteilen der Bahn und an den Gates und in den Flughafenbussen.

Männer mit Einfluss oder mit etwas, das sie dafür hielten.

In Bologna landeten nicht viele Flugzeuge. Drei oder vier in der Stunde.

Die Anzeigetafel sprang zwischen Englisch und Italienisch hin und her.

Der Flug aus Paris war delayed um 20 minutes.

Der Flug aus Parigi war in ritardo um 20 minuti.

Parigi.

Meine Mutter hatte »beim Parigi« geputzt. Parigi, das war der Nachname des Friseurs. »Ich gehe zum Parigi«, sagte sie, wenn sie morgens um sechs ihre Jacke anzog und aus dem Haus ging, zum Schienenbus.

Paris hieß also auf Italienisch Parigi.

Es war merkwürdig, dass der Chef der Mutter genauso hieß wie die Hauptstadt von Frankreich.

Der Flug aus Parigi war in ritardo um 20 minuti.

Mir dämmerte, dass Parigi nicht der Nachname des Friseurs war. Dass der italienische Migrant, der in der deutschen Provinz einen Friseursalon eröffnet hatte, seinen Laden einfach mondän hatte benennen wollen. Schöne Frauen, Mode, Parfum, Savoir vivre.

Friseursalon Parigi. Gebingen, Bahnhofstraße.

In diesem Moment dachte ich, dass es gar kein so weiter Weg gewesen war, vom Putzfrauensohn, der Parigi für einen Nachnamen hielt, zum Keynote-Sprecher eines internationalen Wissenschaftskongresses, der Parigi immer noch für einen Nachnamen hielt.

Ich nutzte das Erlebnis gleich am nächsten Vormittag als Einstiegsscherz in meine Präsentation. Ein paar Kolleginnen und Kollegen lachten.

Andere kicherten wohlwollend.

Manche blieben stumm: jene, die es mit Sorge sahen, wenn die Vertreter ihrer Disziplin sich selbst erforschten.

Ihrer Auffassung nach wäre es angemessener gewesen, ich hätte einfach den Fahrer, der mich vom Flughafen abgeholt hatte, zitiert und aus dem, was der Mann aus dem Volk gesagt hatte, eine mikrosoziologische Schmunzelhypothese abgeleitet.

Die eigene Herkunft zu erwähnen rückte das Fach in den Ruf der Parteilichkeit, wenn es die falsche Herkunft war. Die nicht neutrale Herkunft. Die bildungsbürgerliche Herkunft, das war die neutrale Herkunft. Sie bürgte für Objektivität und akademische Standards.

Ich war gut. Ich war der Beste. Am besten war ich in Statistik. Die meisten Kollegen waren wegen ihrer Meinung zur Soziologie gekommen. Sie hatten eine Theorie und brauchten die Argumente dazu. Mit Zahlen konnten sie nichts anfangen. Zahlen waren nur von Interesse, wenn sie die bestehende Meinung belegten.

Die meisten Kollegen konnten keine Statistik lesen. Wenn sie mich baten, Zahlen zu erklären, sagte ich ihnen, was sie gerne hörten. Ich hatte es schnell aufgegeben, die Vieldeutigkeit einer Erhebung erläutern zu wollen. Und den Kollegen zu gestehen, dass eine Untersuchung genau das Gegenteil dessen belegte, wovon sie überzeugt waren, war mir bereits vergeblich vorgekommen, bevor ich es jemals versucht hatte.

In Statistik war ich der Beste. Ich hatte gelernt, genau hinzuschauen und genau zu rechnen. Jede Rechnung musste akkurat sein, davon hing alles ab. Alles richtig zu machen, davon hing alles ab.

Das Leben der Mutter, das eigene Leben, Gott.

Ein einziges falsches Ergebnis bedeutete den Tod.

Das war der Tic, der mich das Rechnen lehrte.

Dabei war die Mathematik eine denkbar schlichte Disziplin. Es gab nur richtig oder falsch.

Im Studium nannten die Kommilitonen mich »Dr. stat.« – Statistik.

Nach der Promotion hieß ich »Dr. stat. et stil.« – Statistik und Stilistik.

Andere schrieben ihre Papers auf Deutsch und ließen sie anschließend übersetzen. Oder, was noch schlimmer war, übersetzten sie selbst ins Englische.

Ich schrieb gleich auf Englisch. Es fiel niemandem auf, dass da kein Muttersprachler am Werk gewesen war.

Wenn ein Text unbedingt auf Deutsch sein musste, ein Proposal oder ein Abstract für eine staatliche Stiftung oder eine Landesbehörde, dann schrieb ich stur nach Duden. Absolut normgerecht in Syntax und Diktion. Wenn ich mich zwischen zwei Begriffen nicht entscheiden konnte, nahm ich den, den die Korpuslinguistik als den gebräuchlicheren identifiziert hatte. Ich mochte Regionalismen, ich mochte Okkasionalismen, doch das waren heimliche Lieben, platonisch, aus der Ferne. In den Papers verwendete ich sie nie.

Mein Stil wurde als klar gelobt, als besonders verständlich, in Rezensionen oder wenn ich mit Kollegen sprach.

In der Schriftsprache, der ich mich bediente, und in der Wissenschaft, die ich betrieb, war von der Person des Autors nichts mehr enthalten, nicht der geringste Rest.

Ich war gut. Ich war der Beste.

Doch ich war nicht gut genug.

Wenn ich etwas erreichte, hatte ich lediglich Glück.

Wenn ich etwas nicht erreichte, war es meine eigene Schuld.

Das Gefühl, nicht dazuzugehören, nichts wert zu sein, wurde stärker, je mehr ich, von außen betrachtet, dazugehörte.

Als die Anerkennung doch noch eintraf, spät, stellte ich fest, dass sie mich kaltließ.

Jedes Lob, jede euphorische Review, jede Ehrung kam mir übertrieben vor, kam mir verlogen vor und nicht ernst gemeint. Ich war zu gut in meinem Fach: Ich erkannte in jedem freundlichen Wort die Mechanik des Betriebes, die es erzwang.

Nichts davon konnte ich glauben. Ich stellte fest, dass ich im Beruf alles erreicht hatte, doch dass das keinen Effekt hatte. Es brachte keine Erleichterung. Ich war immer noch derselbe.

Ich hatte den Dingsdabums-Preis bekommen, einen der wichtigsten europäischen Wissenschaftspreise, und es hatte sich nichts verändert. Außerhalb der Wissenschaften kannte den Preis ohnehin kein Mensch, nicht einmal dem Namen nach.

Meine Monografie zu Sowieso: Standardwerk, Sachbuchbestseller. Ich registrierte es.

Die Mitgliedschaft in all diesen bedeutsamen Kuratorien. Erworben und damit entwertet.

Ich war jetzt Professor, und es hatte sich nichts verändert. Die Welt hatte sich nicht verändert, ich hatte mich nicht verändert, nichts. Ein paar Trottel behandelten mich jetzt mit Ehrfurcht, das war alles und mit Sicherheit nichts Gutes.

Ich gehörte nicht zur Hochschule. Als Student nicht und als Professor erst recht nicht. Ich würde nie dazugehören.

Gesellschaftliche Anlässe waren schwer zu ertragen, die Universitätsempfänge, die akademischen Feiern, die Preisverleihungen, selbst das banalste Meet and Greet hielt ich kaum aus. Herumstehen. Joviales Nicken.

Am Schreibtisch war ich allein, da gehörte ich dazu. Da gehörte ich zu mir. Sobald ich nicht mehr allein war, gehörte ich nicht mehr dazu.

Beim Small Talk sprachen sie über »das Internat«, auf dem sie gewesen seien und von dem sie selbstverständlich annahmen, dass ihr Gegenüber ebenfalls dort gewesen sei. Im Studium hatte ich mich noch darüber gewundert, wie es sein konnte, dass alle auf demselben Internat gewesen waren. Dann verstand ich, dass »das Internat« ganz verschiedene Internate bezeichnen konnte, doch dass anscheinend alle Internate etwas Gemeinsames hatten, das ihre Absolventen miteinander verband.

M. sagte viel später: Sie waren nicht auf demselben Internat, doch sie waren alle auf dem gleichen.

Wenn ich auf dem Internat gewesen wäre, wäre ich ein anderer geworden? Keine Bedrückung, die Fesseln zerschnitten. Vierundzwanzig Stunden täglich, sieben Tage in der Woche, hätte ich in der fremden Sprache verbracht, im anderen Stall. Ich hätte alles mitgemacht, ich hätte mich assimiliert. Hätte die Kartoffeln, wie es sich gehörte, mit der Gabel zerteilt. Hätte ganz selbstverständlich die Serviette auf den Schoß gelegt und nicht neben den Teller.

Ich hätte begonnen, über die ungezogenen niederen Leute wie eine pikierte Gouvernante zu sprechen.

Ich hätte die Nase gerümpft.

Über die Schnapsfahne des Hausmeisters.

Über die Essensausteilerin in der Mensa mit ihrer dicken Nase und den schiefen Zähnen.

Ich hätte gelernt, den Mangel des Pöbels an Schönheit und Bildung und Reichtum als eine traurige Sache, doch als letzten Endes moralisches Problem des Pöbels selbst zu betrachten.

Der Gedanke an Verrat wäre mir nicht gekommen.

Sieben Tage in der Woche. Ich wäre am Wochenende nicht nach Hause, in meinen alten Stall, gefahren. Niemals.

Small Talk. Plaudereien über Häppchen, Wein, Architektur. Dieses alberne Gerede über Wein. Feinnervige Vanille im Abgang. Kollegen, die sich von der Attitüde der Distinktion distanzieren wollten, die mit solchem Reden verbunden war, gaben sich ironisch und sprachen die Anführungszeichen überdeutlich mit.

Wenn es so weit war, trat ich einen Schritt zurück, innerlich, nahm im Geiste das Kreuzchen aus den Kästchen »Studium« und »Abitur« heraus und verfolgte mit eingeschüchtertem Staunen die obskure, scheinbar regellose Kommunikation einer Runde übertrieben selbstbewusster Toren.

Am schlimmsten war der Small Talk über Musik. Fernreisen zu philharmonischen Orchestern, von deren Existenz ich nichts ahnte. Dirigenten, deren Namen ich noch nie gehört hatte. Instrumente, von denen ich wusste, wie sie geschrieben wurden, doch nicht, wie sie klangen.

Dann dachte ich an das Kofferradio im Esszimmer und

an die Volksmusik. Dann dachte ich an den Plattenspieler, der unter dem Fernseher stand, hinter der Schiebetür. Der Plattenspielerdeckel war zugleich der Lautsprecher. Zwei Schallplatten. Eine von James Last und eine Platte, auf der ein bekannter Fernsehunterhalter ein erfundenes Autorennen kommentierte. Auf der Platte liefen drei getrennte Rillen nebeneinander her. Das Autorennen ging immer anders aus, je nachdem, in welche Rille man am Anfang die Nadel gesetzt hatte.

Small Talk. Jede Begegnung, die nicht strikt fachbezogen war, geriet zu einem mündlichen Examen. Was der Gegenstand der Prüfung war, erriet ich bis zum Schluss nicht.

Ich war nie sicher, wann ich zu leise war und wann zu laut. Wann zu exzentrisch und wann zu maulfaul. Wann zu direkt und wann zu lauwarm. Ich fand nicht das Maß.

Je mehr ich wusste, desto größer wurde all das, was ich nicht wusste. Es war wie beim Diktat. Ich malte jeden Buchstaben perfekt und kam nicht hinterher.

Die anderen plauderten in moderatem Ton, als ob sie sich seit Jahren kannten. So war es. Sie kannten sich seit Generationen. Sie waren miteinander aufgewachsen wie ihre Eltern und Großeltern zuvor.

Sie sprachen über »einfache Leute« und amüsierten sich darüber, wie exotisch die sich manchmal verhielten.

Ich hätte mir die Kellnerschürze umbinden und mit dem Sekttablett herumgehen können, niemandem wäre es aufgefallen. Sie hätten sich das nächste Glas genommen, ohne mich anzusehen, und ich wäre endlich an meinem Platz gewesen und hätte nicht mehr befürchtet, als Schwindler entlarvt zu werden.

Ich kannte die Forschung, die Theorien, natürlich, ich hatte Elias und Bourdieu gelesen und alle, die davor, danach und dazwischen kamen. Ich erkannte die Mechanik, doch dass diese Mechanik auch auf mich selbst wirkte, das war eine Erkenntnis, die privat bleiben musste.

Wie sie im Geplauder ihre Sicherheit und Eloquenz ausstellten. Es gab keine offenen Fragen, nur Postulate und Gespreize. Noch der Zweifel geriet ihnen zur Pose: Seht her, ich taste mich heran, ich bin ein souveräner Wissenschaftler; ein moderner Wissenschaftler; einer, für den es selbstverständlich ist, nicht unverzüglich eine Antwort zur Verfügung zu haben. Seht her, wie anmutig ich taste, wie elegant ich versuche, das Problem zu lösen. Mal ins Unreine gesprochen. Könnte man nicht formulieren, dass. Für mein Dafürhalten. Mit Verlaub.

Ich wollte ihnen in die Fresse schlagen, doch ich nickte, und meine Rebellion bestand darin, in das devote Lächeln ein wenig Süffisanz zu legen.

Ich kam mir klein vor und dumm, und wenn ich bei einer Zusammenkunft einmal rechtzeitig bemerkte, wie hier wieder ein Zahnrad in das andere griff, dann setzte ich mich ab, murmelte in der Tür »Auf Wiedersehen« und »hat mich sehr gefreut« und schlurfte nach Hause, erleichtert darüber, wieder einen Abend überstanden zu haben.

Besonders schwer auszuhalten waren die Juristen, unter denen M. sich bewegte, und also auch ich, als ihre Begleitung. Die Strafrechtsexpertin und ihr spleeniger Gatte.

Die Großväter der Männer, mit denen ich, gute Miene, beim Stehempfang in Plaudereien geriet, hatten ihre kleine Juristendynastie mithilfe eines unbedeutenden Postens in einer reichsdeutschen Auslandsvertretung oder am Volksgerichtshof durch die schwere Zeit navigieren müssen.

M. sagte: »Du mit deinen Nazis. Du siehst überall Nazis!«

Ich sagte: »Nazis SIND überall!«

Beim letzten Mal, feierliche Verabschiedung des Justizstaatssekretärs H., wollte ich standhalten. Ich wollte das Feld nicht einfach räumen. Ich schüttete den Prosecco, dann Wein, nervige Vanille im Abgang, schließlich, als ich es endlich gefunden hatte, das Bier, vollherb gehopft, so lange in mich hinein, bis ich mutig genug war, ihnen die Wahrheit ins Gesicht zu lallen und mich vor allen Anwesenden als das arme Würstchen zu entblößen, das ich war.

Die Feier fand im Bungalow von H. statt, im Südwesten Berlins, zwischen Seen und Wald.

»Quasi privat«, also offiziell. Proffiziell, so nannte M. solche Termine. Keine von den Feiern, in deren Verlauf man sich das Du anbot, sondern eine jener Gelegenheiten, bei denen Menschen, die seit Längerem miteinander bekannt waren, zwanglos dazu übergehen konnten, einander wie Freunde beim Vornamen anzusprechen, ohne das kontrollstiftende Siezen wie unter Geschäftspartnern aufgeben zu müssen.

Der Krawattenknoten leicht gelockert, doch die Knöpfe noch geschlossen.

Ich lehnte mit der Flasche an der Wand. Die Kaltmamsell vom Catering bot mir eine Biertulpe an, doch ich lehnte dankend ab.

Die geladenen Gäste standen in Grüppchen beieinander,

nach wenigen Minuten brachen die Grüppchen regelmäßig auseinander, und die Herren sortierten sich neu, schlenderten, scheinbar die Gemälde an den Wänden betrachtend, durch die Räume oder gingen auf jemanden, den soeben erst entdeckt zu haben sie vorgaben, zu. Fleißige Spinnen beim Networking.

M. war eine der wenigen nicht als Begleitung, sondern aus eigenem Recht anwesenden Frauen, und natürlich stand sie keine Sekunde allein. Manchmal warf sie mir einen Blick zu, umringt von anderen Männern, und auch wenn ich mich dagegen wehrte, fühlte ich mich doch wie ein Mann, der seine Frau mit ihrem Einverständnis beim Fremdgehen beobachtete.

Eine Stimme riss mich aus den Gedanken: »Und Sie sind?«

Es war der andere Staatssekretär oder ein Abteilungsleiter oder irgendein anderer Überanwalt, wir waren einander vorgestellt worden, doch ich hatte seinen Namen und seine Funktion bereits wieder vergessen, und er mich zum Glück auch.

Ich rief: »Der Mann! Ich bin der Mann!«

Die anderen im Raum sahen her. Der Überanwalt lachte.

Er sagte: »Darf ich Ihnen ein Glas bringen?«

Ich sagte: »Nein danke, nicht nötig.«

Er sagte: »Ich bringe Ihnen ein Glas.«

Ich sagte, er solle sein Scheißglas behalten. Ich fragte ihn, ob er mir vielleicht sagen könne, warum die Leute hier ihr Scheißbier vor mir versteckt und mich gezwungen hatten, statt des Scheißbiers den Scheißwein zu trinken. Ich fragte nicht nur den Abteilungsleiter, ich fragte alle Anwesenden. Ich rief es in den Raum.

Die Art, wie der Überanwalt sich jetzt peinlich berührt zeigte, das mit Berechnung angeschaltete Lächeln, die deeskalierenden Zahnreihen, der besorgte Blick über der beruhigend gesenkten Stimme, das alles brachte mich erst recht auf die Palme.

Ich schleuderte willkürlich Beschimpfungen heraus. Schwuchteln, Fotzen, Sausäcke. Schmalspur-Eichmanns.

Ich fügte an, dass sie alle diese Wörter meinetwegen unter dem Begriff Arschgesichter subsumieren könnten. Sie seien schließlich Juristen, sie subsumierten doch für ihr Leben gern.

Sie starrten mich an, als ob sie mich nicht verstanden hätten. Ich rief noch einmal, dass man das alles subsumieren könne, diese Begriffe, das ganze Leben, was immer man wolle, man könne es subsumieren unter Beleidigung.

Paragraf 185, falls das jemand vergessen habe.

Subsumieren, das Wort war der Türöffner. Jetzt mochten mich alle. Darüber war ich froh. Ich hatte ihnen geholfen, ich war einer von ihnen, und im Stillen subsumierte ich weiter. Stuhl, Tisch, Sofa: Möbel. Prosecco, Wein, Bier: Werkzeuge der Erkenntnis.

Ich wollte Sirtaki tanzen, doch ich trat mit dem einen Fuß auf den anderen, und im Drehen, im Fallen rauschte das große Pop-Art-Painting, das über dem Sofa hing, extrabreiter Pinselstrich, an mir vorbei.

Ein dunkelblaues Sakko reichte mir die Hand. Ich zog mich hoch und teilte ihm mit, dass sein Scheitel schief sei, total schief. Ich fragte ihn, warum er sich kein Gel ins Haar streiche wie all die anderen. Ich fragte ihn, ob ihm Haargel etwa zu dynamisch sei, zu jugendlich, zu liberal. Der Scheitel, der spreche für ihn. Ich klopfte ihm auf die Schulter. Ein Scheitel drücke etwas aus. Ein Scheitel zeige, dass sein Träger prinzipientreu sei. Prinzipientreu und kaisertreu. Doch dazu müsse der Scheitel gerade sein und nicht schief. Ein schiefer Scheitel drücke auch etwas aus, sagte ich, doch was ein schiefer Scheitel ausdrücke, das wolle er gar nicht wissen.

Sie warfen mich nicht raus. Sie schätzten ganz richtig ein, dass ich dressiert genug war, den Rückzug von alleine anzutreten, sobald die Wut erschöpft war und mir die Peinlichkeit des Geschehenen dämmerte.

Sie reagierten, wie man mustergültig auf einen epileptischen Anfall reagierte. Sie räumten alles aus dem Weg, mit dem der Patient sich oder andere hätte gefährden können. Ich hatte weder Waffen noch etwas zu werfen. Jemand musste mir die Bierflasche abgenommen haben.

Ich war müde. Eine der Gattinnen beugte sich zu mir herunter mit besorgtem, doch auch etwas angewidertem Gesicht.

Ich sagte: »Soziologie ist ein Kampfsport!«

Draußen wurde geschossen. Lange Salven. Ein Anschlag? Im Innersten hoffte ich auf einen Anschlag.

Ich duckte mich und spähte zur Terrassentür.

Kein Anschlag. Einer der Herren hatte ein paar Batterien Pfennigschwärmer unter den Kollegen verteilt. Jetzt standen sie draußen und knallten und zuckten vor Schreck und freuten sich wie Sechsjährige.

Zwei schlenderten wieder herein zur Terrassentür, Weingläser in der Hand, im Geplauder. Der eine sagte: »Bei uns hießen die ...«, und dann sagte er das Wort, an dem die Kinder der Mörder einander erkennen konnten.

Er fügte hinzu: »Witzig, nicht?«

Der andere sagte: »Ach, tatsächlich? Das ist ja nicht so schön.«

Bei uns hat man den Holocaust veranstaltet, dachte ich. Ach, tatsächlich, dachte ich. Das ist ja nicht so schön, dachte ich.

M. hatte lächelnd am Rand gestanden. Ich wusste, dass sie mein Verhalten insgeheim billigte. Ich sprach nur aus, was sie nicht sagen durfte.

Jetzt stand sie neben mir und half mir in den Mantel.

Ich misstraute der Psychologie. Die Psychologie war mir zu tragisch. Biochemische Prozesse lösten ein Gefühl aus, die Psychologie nannte es »Kränkung«. Kränkungen bewirkten biochemische Prozesse usw. usf., ad inf.

Ich misstraute der Soziologie. Ich misstraute dieser Larmoyanz. Das Individuelle wurde typisiert, wurde zurechtgebogen, bis es ins Klischee passte und ins Ressentiment und in die stimmige, ad hoc einleuchtende Geschichte. Legenden, Lügen, Bla, Theorie. Und wieder: Grobe Pinselstriche malten alles schön deutlich und klar. Pop-Art-Lebensläufe.

Es war falsch, meine kranke Wahrnehmung mit einer statistisch belegbaren, größeren Ungerechtigkeit zu erklären.

Die Fremdheit kam aus meinem eigenen Leben, aus meinem eigenen Scheitern.

Stell dich nicht so an. Das ist deine eigene Schuld.

Die Psychologie. Die Soziologie. Verschiedene Meere, verschiedene Sedimente.

Die Geologie. Dass es die Geologie gab, beruhigte mich.

Depression war keine Diagnose. Wenn ich das Wort aussprach, erschuf ich das Bezeichnete erst.

Wenn ich das Wort aussprach, verwandelte ich das Gefühl in ein Urteil. Erst die Vollstreckung des Urteils würde dem Gefühl ein Ende machen. Die Kapitulation vor dem Schwarzen Gott.

17

M. war viel jünger als ich. Ich hatte nicht gedacht, dass ich noch Vater werden würde.

Ich sah sie zum ersten Mal bei einer Podiumsdiskussion im Institut: »Die Gläserne Decke«.

M. vertrat den Juristinnenbund. Ihr Kurzvortrag war prägnant und klar, in der Diskussion war sie schlagfertig und witzig. Gegenüber Professor B., dem misogynen Armleuchter, blieb sie gelassen. Sie war ihm weit überlegen, und dabei blieb sie so charmant, dass man schon sehr von sich überzeugt sein musste, um das taktische Kalkül nicht zu bemerken.

Anschließend stellte ich aus dem Publikum eine Frage, die sich, wie ich während des Redens bemerkte, ohne noch etwas dagegen tun zu können, zu einem langen Statement auswuchs, mit dem ich vor allem M. beeindrucken wollte und das ich erst abbrach, als der Saal zu murren begann.

M. antwortete, der Saal lachte.

Ich rief ins Mikrofon: »Lacht! Ihr wisst wenigstens, wie es über der Decke aussieht!«

Ein Satz, von dem ich in diesem Augenblick überzeugt war, dass er meine Ansichten pointiert wiedergab, doch dessen genauere Bedeutung ich bereits am nächsten Tag selbst kaum noch erfassen konnte.

In den Tagen danach schrieben wir uns E-Mails. Wir argumentierten gründlich und mieden rhetorische Effekte.

Ich pries ihre Argumentation als äußerst ausgefeilt, doch nach dem Abschicken der Mail stellte ich fest, dass ich »ausgegeilt« geschrieben hatte.

Wir waren noch nicht lange zusammen, da hatte ich einen Traum. Einen kitschigen Traum, Bilderbuchkitsch, doch während des Träumens war er so wirklich wie alle Träume.

Wir waren sehr groß, M. und ich. Wir standen fest auf der Erde, wir konnten die Füße gerade noch erkennen, weit unten, doch unsere Köpfe befanden sich schon im All. Wir waren die Einzigen hier. Die Sterne waren ganz nah. Sie flackerten nicht. Sie strahlten im Schwarz, golden und klar.

Die Köpfe im All.

Unsere Kühnheit bedurfte keines Beweises.

Das war der Anfang.

Ich hatte nicht gedacht, dass ich noch Vater werden würde.

Ich entschied mich für ein Kind, weil ich glaubte, dass ich weiterleben wollte.

Was war, wenn ich mich geirrt hatte?

Der Anfang war lange vorbei. Er war, ohne dass wir es bemerkt hatten, in einen ewigen Mittelteil übergegangen.

Die Tage und Wochen und Monate flogen durch mich hindurch. Alles wiederholte sich. Jeden Abend stellte ich den Wecker auf sechs Uhr. Jeden Morgen wurde ich um sechs Uhr geweckt. Jeden Morgen stand ich auf. Kopieren und einfügen. Kopieren und einfügen. Jeden Morgen hörte ich im Küchenradio gerade noch den Wetterbericht. Jeden Morgen richtete ich das Frühstück her, machte die Stullendose fertig (Käse, Salami, ein halber Apfel, Trauben, ein Keks), jeden Morgen um sechs Uhr dreißig weckte ich den Jungen. Ich ging ins Institut, ich las und exzerpierte und hielt Seminare und stellte Anträge und formulierte Reviews und delegierte und führte Korrespondenz. Der Junge kam von der Schule, M. kam aus der Kanzlei. Wir aßen zu Abend.

Am Montag war Fußballtraining. Am Dienstag musste der Junge den Fußboden frei räumen, denn am Mittwoch kam Oksana. Am Samstag fuhren wir raus in den Garten. Am Sonntag stritten wir uns. Anfang Mai steckten wir die Kartoffeln, Mitte November drehten wir im Garten das Wasser ab. Am 24. Dezember gab es Kartoffelsalat mit Würstchen. Der Junge mochte nur schwäbischen Kartoffelsalat, die Berliner Art mit Mayonnaise fand er abscheulich.

M. hielt es nicht aus, wenn ich nicht sprach.

»Such dir Hilfe, bitte.«

Sobald der Junge, auf dem Rücken den Ranzen, morgens die Wohnungstür zuzog, weinte ich ohne Grund.

Wer weinte, spülte die Depression heraus, hieß es.

Wer weinte, tat sich nichts an.

18

Ich suchte mir Hilfe.

Die Praxis lag in einer Altbauwohnung, nur zwei U-Bahn-Stationen vom Institut entfernt. Auf der Fahrt zu den Sitzungen dachte ich immer an den Vater. Jeder seiner Versuche, sich das Leben zu nehmen, war auch ein Versuch gewesen, mir das Leben zu nehmen.

Die Liege war grün bezogen und hart gepolstert.

Auf so einer grünen, harten Liege hatte der Vater seinen Rausch ausgeschlafen. Federkern.

Ich sah zur Decke (dünne Risse im Putz; an manchen Tagen hingen Spinnweben vom Stuck) und referierte, was ich für die Basics hielt: die Mutter, der Vater, der Alkohol des Vaters, die Suizidversuche, der Suizid. Der Alkohol des Sohnes. Die Depressionen des Sohnes, oder wie man das nennen sollte.

Nach ein paar Stunden fragte die Stimme hinter mir, ob es etwas gebe, an das ich gern dächte. Ob es eine positive Erinnerung gebe. Vielleicht an die Mutter?

Es war klar, die Stimme wollte mir ein Türchen weisen.

Ich glaubte nicht an solche Türchen, doch ich gab es nicht zu.

Ich erzählte davon, wie der Vater einmal um den Tisch gegangen sei und ich hinterher.

Ich konnte mir nichts schönreden.

Wahrheit oder Trost?

Mir blieb nur die Wahrheit, wenn ich an den Trost nicht glaubte.

Ich erzählte noch einmal, wie der Vater um den Tisch gegangen sei und ich hinterher.

Ob ich damit ein Gefühl verbinde.

Ja. Ein gutes Gefühl. Ich sei ihm hinterhergegangen. Alles sei gut gewesen.

Es wurde Winter. Die U-Bahn fiel aus. Ich wollte zu Fuß zur Praxis gehen. Ich rutschte auf dem überfrorenen Gehweg aus. Ich blieb einfach sitzen. Wie sollte ich um einen Menschen trauern, der versucht hatte, mich umzubringen?

Ich wusste, dass ich aus den Fragmenten ein Ganzes fügen sollte. Aus den Satzfetzen eine runde Geschichte bauen.

Ein Mosaik, das nur aus ein paar Steinchen bestand, das aber die ganze Wand bedeckte. Und am Ende würden der Therapeut und ich davorstehen und uns gegenseitig versichern, dass das doch ein richtig schönes Bild geworden sei, und beide würden wir darüber hinwegsehen, dass sich zwischen den vereinzelten winzigen bunten Steinchen eine riesige Fläche von grauem Füllspachtel erstreckte.

Ich wollte das nicht. Es schien mir gelogen. Legende, Lüge, Privatbla.

Verbinden Sie die Geburtsorte. Betrachten Sie das Bild. Fällt Ihnen etwas dazu ein?

Krickelkrakel.

Und jetzt lassen Sie uns die Generation davor betrachten.
Ach Gott.

Ich hatte nicht die Nerven, während der Stunde darüber zu sprechen, dass ich die Analyse beenden wollte.

Die Vorlesung, Einführung in die Statistik II, war um Viertel vor eins zu Ende. Als ich mein Büro betrat, war es zehn vor eins. Ich nahm es als Zeichen.

Die Sitzungen des Therapeuten begannen immer zur vollen Stunde und dauerten fünfzig Minuten. Er war jetzt also zu erreichen. Ich wählte seine Nummer und legte gleich wieder auf.

Zehn Minuten später wählte ich die Nummer noch einmal. Der Anrufbeantworter sprang an. Ich sagte, dass ich ihn leider telefonisch nicht erreichen könne. Ich wolle die Analyse beenden. Er solle mir das Honorar für die bereits vereinbarten Stunden in Rechnung stellen, bitte.

19

Das Telefon lag in der Blechdose. Ortungssicher. Eine alte Zigarettendose mit rostigen Kanten.

In den Deckel war eine Frau geprägt, stilisiert. Schwarzer Pagenschnitt. Weiße Haut. Rotes, enges Kleid. Sie hielt eine Zigarette neben dem Gesicht. Zwanzigerjahre, vermutete ich.

Ich dachte an die fremde Frau, die einmal vor dem Nachbarhaus gestanden hatte. Ich kam aus dem Kindergarten. Die Frau stand ruhig auf dem Trottoir und zündete sich eine lange Zigarette an. Dann ging sie um den abgestellten Wagen herum, setzte sich hinein und rollte rauchend davon.

Ich hatte nicht gewusst, bis dahin, dass es Frauen gab, die rauchten oder sogar Auto fuhren.

Manchmal schien es mir, als stammte ich aus dem 19. Jahrhundert. Wie sollte ich diesen Rückstand jemals aufholen?

Wird ein großer Krieg kommen. Ein Kleiner fängt ihn an, und ein Großer, der übers Wasser kommt, macht ihn aus.
Eure Kinder werden es nicht erleben, aber eure Kindskinder bestimmt.
Es wird so schnell gehen, dass einer, der beim Rennen zwei Laib

Brot unterm Arm hat und einen davon verliert, sich nicht darum zu bücken braucht, weil er mit einem Laib auch langt.
So viel Feuer und so viel Eisen hat noch kein Mensch gesehen. Wer's übersteht, muss einen eisernen Kopf haben.
(Die Prophezeiungen des Mühlhiasl von Apoig. Weitergesagt von der Urgroßmutter zur Großmutter zur Mutter zu mir. Für die Mutter waren sie ein Dokument.)

Ich kippte die Dose hin und her. Das Telefon darin schabte leise über das Blech.

Der Weg in die Vergangenheit war stillgelegt.

Wir heirateten allein, ohne Trauzeugen, ohne Gäste, nur M. und ich und im Kinderwagen der Junge.

Montagmorgen, neun Uhr dreißig, Rathaus Pankow. Die Wände des Trauungssaales waren mit dunkelbraunem Holz vertäfelt, das in den Raum hineindrückte und einen am Atmen hinderte. Von der Decke drohten schwere Kästen aus demselben Holz. Honoratiorenholz. Patriarchenholz.

M. flüsterte: »Ein Sarg. Wir sind in einem riesigen Sarg gelandet.«

Sie musste um elf in der Kanzlei sein.

Ein paar Wochen später feierten wir im Park. Wir hatten die Mütter eingeladen und ein paar Freundinnen und Freunde. Keine Juristen. Wir spannten Hängematten zwischen die Birken. Kinder warfen sich in die Tücher, gelber Staub wirbelte auf.

M.s Mutter plauderte mit einer Schulfreundin von M. Meine Mutter saß selig auf einem Mäuerchen im Schatten, den Jungen im Arm.

Meine erste Freundin war mit ihrem zweiten Mann und der Tochter gekommen.

An ihren Augen sah ich kleine Krähenfüße, Fächer von feinen Kerben. Die zarte Mundfalte von früher war zu einer deutlichen Furche vertieft. Die Hände immer noch zierlich. An den Fingerknöcheln grobe Runzeln.

Sie war jetzt eine hagere Dame, doch ich sah in ihr immer noch das schmale Mädchen.

Es war gleich, wie lange ich eine Frau, der ich einmal nahe gewesen war, bereits kannte. In meinen Augen stand für immer das Bild der Frau, die ich zum ersten Mal getroffen hatte.

Sie hatte mir das Leben schwer gemacht, ich war glücklich gewesen. Wir hatten versucht, auf andere Weise ein Paar zu sein. Doch erst als wir kein Paar mehr waren, liebten wir uns ohne Eifersucht.

Vera und M. tanzten miteinander Walzer auf der vertrockneten Wiese.

Veras Mann konnte nicht tanzen.

Ich konnte nur Pogo.

M. nieste immer wieder heftig. Sie hustete trocken, hart, bellend. Ihre Lungen fiepten beim Atmen. Ein Asthmaanfall. Sie brach den Walzer ab.

Die Sonne sank spät. Das Licht plätscherte von Westen herüber durch das Hellgrün der Blätter und durch das Spalier der schwarz-weißen Stämmchen. Es plätscherte wie die Wellen an der Ostsee, und als ein leichter Wind Wolken vor die Sonne schob, war es, als zöge sich das Wasserlicht wieder vom Strand ins Meer zurück.

M. sagte: »Wir behalten unsere Namen.«

Ich sagte: »Nein.«

Sie sah mich überrascht an. Gewappnet, gegen die Konvention zu kämpfen und ihren Namen zu verteidigen.

Ich sagte: »Ich nehme deinen Namen an. Ich will so heißen wie der Junge.«

Ich hatte nicht bedacht, was die Namensänderung alles nach sich ziehen würde. Telefonate, Briefe, Mails ohne Ende. Guten Tag, ich habe geheiratet. Mein neuer Name ist. Sie haben den Namen Ihrer Frau angenommen? Moment, da muss ich nachschauen.

Meldeamt, Finanzamt, Uni, Bank, Lebensversicherung, Krankenversicherung, Telefongesellschaft, Vermieter.

Den Namen des Partners anzunehmen, das war ein Überbleibsel aus der Zeit, als eine Frau nicht rechtsfähig war. Sie schloss keine Verträge, sie führte keine Geschäfte. Wie sie hieß, war egal. Unmündig. Ein Vorname, bei dem man sie rufen konnte, genügte.

Ich nahm also M.s Namen an. Ich beendete das Leben des Vaters noch einmal. Ich hieß jetzt wie der Junge.

Meine Mutter hatte M. gleich gemocht. Eine Frau, die sich im Leben durchgesetzt hatte. Dass wir jetzt heirateten, wenn auch, da der Junge schon geboren war, zu spät, gefiel ihr.

Nach der Feier sagte ich zu M.: »Hat sie was zu dir gesagt?«

Ich wollte wissen, ob die Mutter M. Mut zugesprochen hatte, so wie die Mutter meines Vaters ihr Mut zugesprochen hatte bei der Trauung. Von Selbstmörderwitwe zu zukünftiger Selbstmörderwitwe. Alles wird besser, wenn er verheiratet ist.

Die Kette falscher Tröstungen musste doch weitergehen.

M. sagte: »Meinst du was Bestimmtes?«

Wir hatten uns stillschweigend darauf geeinigt, meinen Trübsinn so zu behandeln, wie M. ihre Pollenallergie behandelte. Solange die Beschwerden andauerten, beeinträchtigten sie unser Leben. Doch sobald sie vorbei waren, dachten wir keinen Moment mehr daran, dass sie wiederkommen würden.

Ich hatte M. versprechen müssen, dass ich mir nichts antun würde.

Dem Schwarzen Gott war das Versprechen gleich.

Ich hatte es versprochen. Und wird dann doch gebrochen.

Wenn M. mir vertraute, ließ sie uns nicht suchen.

20

Auch der Abschied von der Mutter misslang, natürlich.

Ein Wall von Möbelmärkten lag um die Stadt. Es war egal, aus welcher Richtung man hineinfuhr, man musste durch den Möbelmärktewall. Die Einfallstraßen waren überbaut mit mehrgeschossigen Möbelmarktbrücken, die die Möbelmärkte links und rechts der Straße miteinander verbanden.

Die Leute hier kauften Möbel, als verlängerten Möbel das Leben.

Deckenhohe Schränke, Eichentische, Polstergarnituren, Bettgestelle. Riesige Sessel, unverrückbar festgeschraubt in Wohnzimmerzonen. Möbel, deren Erwerb bekräftigte: Wir leben hier, und wir bleiben hier. Wir gehören hierher.

Wenn die Möbel sich vollgesogen hatten mit Erinnerungen, fuhren die Leute sie zum Müllheizkraftwerk, und dann kauften sie sich neue, schöne, geschichtslose Möbel und lebten an Ort und Stelle das gleiche Leben noch einmal ganz neu von vorn.

Abfahrt: 1. Dezember 1941
Abgangsort: Stuttgart
Insassen: 1013

Ankunft: 4. Dezember 1941
Zielort: Riga

Es gab diesen Zug. Die Insassen starben. Sie wurden erschossen, erschlagen und in umgebauten Lastwagen mit Gas vergiftet. Sie verhungerten, sie starben an Typhus, an der Ruhr und an anderen Krankheiten.

Der Junge sagte: »Um was geht es?«

Ich war zu müde für unser Spielchen.

Ich sagte: »Wir fahren zu Oma.«

Der Gemeindebüttel sei zum Hof gekommen, hatte die Mutter wieder und wieder erzählt, bald nach dem »Umsturz«. (Von der Politik sprachen sie wie vom Wetter. Sie kam und sie ging, sie änderte sich abrupt, und niemand konnte etwas dafür.)

Der Gemeindebüttel: Es sei so weit. Sie sollten dannunddann daundda sein. Fünfzig Kilo pro Person, maximal.

Die fünfzig Kilo wurden in Bettbezügen befördert. Kleidung, Geschirr, das Werkzeug des Großvaters: Hobel und Stechbeitel, jedes Kind nur eine Puppe. In Bettbezügen aus Flachs, selbst angebaut, selbst geerntet, selbst gewoben. Das Bettzeug wurde später auf dem Dachboden in einer Kiste aufbewahrt, grobes Leinen, grau geworden, mit kleinen Knoten in den Fäden.

Das Bettzeug war ein Dokument, keine Legende. Kein Familienbla. Es gab dieses Bettzeug.

Die Eisenbahn ratterte den Berg hoch, über die Wasserscheide, und brachte die Mutter mitsamt dem ganzen Dorf von Donaueuropa nach Rheineuropa.

26. Transport von 1228 Flüchtlingen und Heimatvertriebenen (ca. 353 Männer, 512 Frauen, 337 Kinder) aus der Tschechoslowakei/CSSR (Kreis Kaplitz, Südböhmen), angekommen am 1. Sept. 1946 in Gebingen.

Aufteilung nach Gemeinden: Schnittlingen (23), Donzdorf (176), Reichenbach im Täle (24), Weißenstein (40), Wangen (32), Aichelberg (4), Steinenkirch (18), Nenningen (41), Ebersbach (21), Ottenbach (27), Hattenhofen (22), Gebingen (83), Wiesensteig (107), Süßen (23), Gingen (43), Eislingen (7), Salach (9), Schlat (3), Stötten (4), Huningen (32), Eybach (20), Böhmenkirch (24), Auendorf (11), Rechberghausen (66), Geislingen (6), Albershausen (62), Schlierbach (26), Sparwiesen (20), Deggingen (165), außerhalb des Kreises (31), gestorben (1)

Es gab diesen Zug. Die Zahlen gingen nicht auf, doch es gab diese Akte, und es gab diesen Zug. Nach der Ankunft lebten die Insassen weiter. Sie gingen zur Schule, zur Arbeit, bauten Häuser und Kirchen, bekamen Kinder, Enkel, Urenkel.

Und wenn sie nicht gestorben sind.

Im neuen Dorf seien sie, die Kinder der Fremden, im Hochsommer vom Brunnen verscheucht worden. Das hatte die Mutter erzählt, das hatte sie zehnmal erzählt, hundertmal, das war ein Video, das beim Herunterscrollen automatisch ansprang. Kinder, vom Brunnen weggejagt: eine Familienlegende wie von Sigmund Freud persönlich geträumt.

Niemand sprach von »Vertreibung«. Das Wort existierte nur in den Akten. Auch »Sudeten« existierte nicht im Reden. Gesagt wurde: Aussiedlung, Flüchtlinge, Böhmerwald.

Vertreibung und Sudeten, das war ein Verein, das war eine Zeitschrift mit Todesmitteilungen, das waren Treffen, auf denen gesungen wurde, als sie bereits lange DRAUSSEN waren.

In den Todesnachrichten stand immer der Geburtsort hinter dem Namen. Ein unveränderlicher Namenszusatz, Brandzeichen der Leibeigenen.

Wie Böhmen noch bei Öst'reich war, vor hundert Jahr, vor hundert Jahr.

Drinnen im Böhmerwald.

Draußen in Deutschland.

Sie hatten mit Hakenkreuzfähnchen an der Straße gestanden, Großvater, Großmutter, beim Einmarsch der Deutschen. Der Großvater mit der Mutter auf den Schultern.

In dem Dorf habe es gar keine Straße gegeben, sagte die Mutter. Nur eine Sandpiste, die dreißig Meter vor dem Grenzbach zu Ende war. Hier sei niemals einer einmarschiert. Kein Deutscher, kein Tscheche, kein Ami, kein Russe.

Die Mutter erzählte: »Die Oma hat Soldaten versteckt. Ein paar Tage lang, in der Scheune.«

Welche Soldaten? Vor wem? Deserteure? Vor den Deutschen? Vor den Amerikanern?

»Soldaten. Versteckt halt.«

Sollte ich die Legende stimmig lügen? Die Großmutter als Beschützerin der Wehrmacht? Die Großmutter als Patronin des Widerstands? Sollte ich eine plausible Legende mit Anfang, Mittelteil, Schluss und Moral daraus machen?

Die Geschichte vom brennenden Linz. Der Großvater arbeitete in den Göring-Werken. Er stellte Panzerteile her. (Er habe sich der Wehrmacht entzogen, indem er sich dumm gestellt habe. Er könne weder lesen noch schreiben, habe er gesagt. Das Familienbla adelte den Großvater zum Schwejk. Dabei war der Jahrgang 1903 für die Front einfach zu alt.)

Im Böhmerwald sahen sie den Feuerschein am Horizont.

Der Großvater kam nicht nach Hause. Er war tot.

Am dritten Tag kam er doch. Er war doch nicht tot.

Beim Fliegeralarm war der Großvater aus der Halle gerannt mit dem Kollegen, gegenüber sahen sie zwei Eingänge in die Luftschutzkeller, der Großvater rannte nach links, der Kollege nach rechts.

Nach der Entwarnung kraxelte der Großvater über die Trümmer nach draußen. Der rechte Keller war verschüttet. Die großen Trümmer konnten sie nicht bewegen, es gab keine Bagger und keine Maschinen. Sie gruben mit den Händen, Stein für Stein, bis zum nächsten Morgen, umsonst. Der Kollege und alle anderen, die den rechten Eingang genommen hatten, blieben verschwunden.

Der Großvater machte sich auf den Weg nach Hause. Er war verletzt und wanderte zwei Tage und blieb bis zum Ende des Krieges daheim.

Näher würde der Krieg an den Böhmerwald nicht herankommen.

Linker Bunker, rechter Bunker.

Fast wäre ich verhindert worden. Fast wäre diese Legende verhindert worden. Eine andere Legende wäre entstanden, und ich hätte sie niemals gehört.

Die Göring-Werke lagen in Schutt. Davon, was beim

Angriff mit den Zwangsarbeitern aus Mauthausen passiert war, wusste die Familienlegende nichts.

Die Großeltern waren lange tot, da erzählte die Mutter: »Wir hätten bleiben können. Der Opa war ja nicht in der Partei. Die Tschechen haben Handwerker gebraucht.«

Die Legende bröckelte.

»Und warum seid ihr nicht geblieben?«

»Die Oma wollte nicht, dass wir mit den Tschechen in die Schule gehen.«

Die Legende brach auseinander.

»Warum seid ihr nicht den Schritt über den Bach, nach Österreich, zur Verwandtschaft?«

»Der Opa als Knecht? Die Oma als Magd?«

Die Tschechoslowakei war sowjetisch besetzt.

Oberösterreich: sowjetisch besetzt.

Süddeutschland: amerikanisch. (Und französisch. Doch die Franzosen ließen keinen Flüchtling herein.)

Sie wollten fort von den Russen.

Von der Legende war nichts mehr übrig.

Die Eisenbahn ratterte über die Wasserscheide und brachte die Mutter von Wolgaeuropa nach Mississippieuropa.

Als ich genug Geld verdiente, ließ ich mir aus dem grauen böhmischen Flachsleinen einen Anzug schneidern. Die Schneiderin war über den ungewohnten, rohen Stoff entzückt gewesen, doch der Anzug blieb bald wieder im Schrank. Ich ertrug die Komplimente der Kolleginnen nicht. Er knitterte ohnehin viel zu leicht.

Im Flur des Pflegeheims roch es nach Mensa. Nach Gummifußboden und zu lang gekochtem Gemüse.

Ich klopfte, dann zog ich die breite Tür auf.

Ich schob den Jungen vor mir her.

»Sag mal Hallo«, sagte ich zum Jungen.

Der Junge sagte nichts.

Er rannte nicht auf seine Großmutter zu. Die Krankheit war schnell fortgeschritten. Die Großmutter war ihm fremd geworden.

Der Junge mochte sie. Er hatte sie gemocht. Er hatte oft ein Bild für sie gemalt, das ich ihr schicken sollte, ohne dass ich ihn dazu hätte auffordern müssen.

Er wollte sie immer besuchen fahren. Öfter, als mir lieb war.

Ich ließ die Hand auf seiner Schulter liegen. Er fürchtete sich.

Die Mutter saß im Bett: »Müssen wir los? Wo fahren wir hin?«

Sie sprach nicht mehr Schwäbisch, sondern Bairisch.

Ich konnte nicht erkennen, ob sie mich oder den Jungen meinte.

Sie rief: »Jetzt hör aber auf! Jetzt hör aber sofort auf!«

Sie brabbelte und zankte. Mit wem? Ich hörte den Namen ihrer Schwester heraus.

Sie sprach jetzt Bairisch, doch das führte in die Irre. Sie sprach Österreichisch, Oberösterreichisch oder Südböhmisch, doch das führte auch in die Irre. Sie sprach so, wie die Österreicher in Südböhmen gesprochen hatten. Sie sprach ein Mühlviertler Westmittelbairisch, eingeweckt im Jahre 1946.

Sie war allein an einem anderen Ort, in einer anderen Zeit, in einer anderen Sprache.

Der Junge sagte: »Ich verstehe sie nicht.«

Ich ließ die Hand auf seiner Schulter liegen. Wir standen immer noch an der Tür. Ich ging in die Hocke.

Ich sagte dem Jungen leise ins Ohr: »So hat sie als Kind gesprochen.«

So weit waren wir gekommen.

Bairisch. Muttersprache einer Frau, deren Eltern Österreicher und Tschechoslowaken und Deutsche gewesen waren, ohne ihr Dorf jemals zu verlassen.

Einzelheiten machten alles kompliziert. In den Einzelheiten verlor man die Orientierung, aus den Einzelheiten tauchte man ratlos auf, meinungslos, legendenlos, verwirrt, voller Fragen, die man nicht formulieren konnte.

Grobe Pinselstriche malten die Legenden deutlich und klar.

Sie rief in Richtung des Jungen, auf Bairisch: »Lisbeth, wir müssen die Puppen vergraben! Schnell!«

Ich sagte zum Jungen, auf Hochdeutsch: »Sie will mit dir ihre Puppen vergraben.«

Als das Sperrgebiet aufgehoben war, stiegen wir über den Bach, hinüber in die Tschechoslowakei.

Die Mutter sagte: »Hier müsste es gewesen sein.«

Wo ein Bauernhof gestanden haben sollte, war alles verwaldet. Wo keine Bäume wuchsen, war die Wiese überschwemmt.

»Sie haben ja alles abgerissen, als wir fort waren.«

Ich fragte: »Da?«, und trat in die Tiefe. Sumpf bis zum Knie.

»Das war ja Grenzgebiet, da haben sie ja geschossen.«

Wir staksten von einem Riedhocker zum nächsten, Bodenturnen, Spagat über dem Moor.

Die Mutter sagte: »Hier ist es nass. Das war nicht so nass.«

Wir suchten nach Umrissen von Fundamenten, doch wir sahen nichts.

Die Mutter sagte: »Hier müsste es gewesen sein.«

Unter welchem Baum hatten sie ihre Puppen vergraben? Es war aussichtslos.

Die Mutter sagte: »Hier müsste es gewesen sein.«

Kein Fundament, kein Dokument.

Wir kämpften uns den Hang hoch und schauten alle paar Schritte zurück. Vielleicht konnte man aus der Entfernung doch noch etwas erkennen.

Ein Hohlweg lief zum Wald. Aus der Böschung stiegen alte Birken, die Borke aufgerissen, auf dem Fahrweg dazwischen wucherten Haselnusssträucher.

Am Waldrand erkannte ich ein dunkelgrünes Rechteck, weiter drin im Wald noch eins, dann noch eins. Die Rechtecke waren überall.

Die Mutter sagte: »Das waren die Misthaufen.«

An der Mitternachtsseite des Ländchens Österreich zieht ein Wald an die dreißig Meilen lang seinen Dämmerstreifen westwärts.
(Stifter, Der Hochwald. Ein Dokument.)

Die Mutter sagte: »Hier war das Dorf. Hier sind wir durchgelaufen auf dem Weg zur Schule. Eine Stunde war das, hin. Und zurück wieder eine Stunde.«

Sie stand neben einer Hecke.

Sie sagte: »Rosen.«

Wo die Sonne hinfiel, stand kniehohes Gras. Dazwischen verwilderter Hafer, mitten im Wald. Ein alter Apfelbaum.

Der Bruder war immer dabei.

Der Bruder sagte: Du riechst die Rosen. Wenn Maria erscheint, dann riecht es nach Rosen. So war es in Fatima auch.

Die Tschechen hätten nach dem Krieg die Moldau gestaut, hieß es. Um die deutschen Dörfer vergessen zu machen. Im Moldaustausee, unweit von Horní Planá, Oberplan, stehe heute noch ein Kirchturm, dessen Spitze bis fast zur Wasseroberfläche reiche, bis zur rettenden Luft.

Ein Patrouillenboot der tschechischen Grenztruppen habe im Sommer 1961 (andere sagten: 65, 66, 67) das Kirchturmkreuz gestreift. Das Kreuz habe das Boot auf seiner ganzen Länge aufgeschlitzt. Das Boot sei gesunken, und alle fünf (acht, zehn, zwölf) Grenzsoldaten seien jämmerlich ertrunken.

Wir standen immer noch an der Tür. Der Junge drehte kurz den Kopf, sah zu mir hoch, dann schaute er wieder zu seiner Großmutter hinüber.

Sie kniete im Bett. Sie schrie. Sie hatte Angst.

Der Junge: »Mit wem redet sie?«

Die Mutter: »Nein! Nein! Lass mich!«

Ich: »Mit ihrer Mutter.«

Ich sagte, ohne ihr näher zu kommen: »Setz dich wieder hin, Theres. Ich tu dir nichts. Setz dich wieder hin.«

Sie sagte: »Bitte tu mir nichts.«

»Ich tu dir nichts.«

»Wenn du mir was tust, bring ich dich um!«

Ich sagte: »Ja.«

Die Mutter fügte sich ins fremde Land und in die fremde Sprache.

Sie war gut. Sie war die Beste. Sie ging mit vierzehn von der Schule. Sie fügte sich in einen fremden Haushalt.

Als ich auf die Oberschule kam, nach der vierten Klasse, sagte sie: »Ich kann kein Englisch. Und ich weiß nicht, wie man mit Buchstaben rechnet.«

Dann sagte sie: »Ich kann dir nicht mehr helfen.«

Sie sagte das in feierlichem Ton. Es war eine offizielle Bekanntmachung. Eine Erwachsensprechung. Eine säkulare Firmung.

Die Filme waren voll von solchen Szenen. Kann dir nicht mehr helfen. Das Kino der Hohen Kann-dir-nicht-mehr-helfen-Melodramen. Und dann halfen sich die armen Kinder selbst, denn das konnten sie, wenn sie es nur ernsthaft versuchten, und stärkten Millionen von Zuschauerseelen. Wer sich anstrengte, konnte es schaffen.

Nach einem Autounfall wurde untersucht, ob die alte Mutter sich im Kopf ernsthaft verletzt habe. Sie schoben sie ins MRT. Sie habe geschrien und geweint, erzählte sie später am Telefon. Platzangst.

Dann führten sie einen Intelligenztest durch. Die Mutter

sagte am Telefon: »115 haben sie gesagt. Deine Mutter ist gar nicht so blöd.«

Der Vorwurf, ich würde mich für etwas Besseres halten. Die Bitterkeit, dass sie nur kurz zur Schule hatte gehen dürfen. Sie wäre gerne Lehrerin geworden, hatte sie oft gesagt und nachgesetzt: »Aber das war ja utopisch. Das war ja eine ganz andere Zeit.«

Sie habe immer versucht zu lesen, sogar in der Anstellung. Sie habe das Waschbecken geputzt, Staub gewischt, durch ihre Flinkheit einige Minuten eingespart, sich neben das frisch gemachte Bett auf den frisch gefegten Dielenboden gesetzt und gelesen.

Ich hatte gefragt: »Was?«

Sie hatte gesagt: »Alles, was da war. Den ganzen Karl May. Aber auch andere Bücher.«

»Woher kamen die Bücher?«

»Unter der Treppe war ein Regal. Ich weiß nicht, woher die Bücher kamen. Vielleicht vom Pfarrer. Oder vom Lehrer.«

Den Autounfall hatte der Stiefvater verursacht. Er hatte den Blinker mit einem Zeigefinger betätigen wollen, den er nicht mehr besaß – deutlicher Hinweis auf eine beginnende Demenz. Der Stiefvater starb ein paar Jahre darauf. Er hatte vermutlich vergessen, dass ihm inzwischen das Raucherbein amputiert worden war. Er wollte aufstehen in der Nacht, dabei stürzte er so schwer, dass er sich Verletzungen am Kopf zuzog, an denen er wenig später starb.

Ich wusste wenig von der Mutter. Dass sie ein Flüchtling war und was sie in ihrem Leben alles gearbeitet hatte, kaum mehr. Stubenmädchen, Näherin, Verkäuferin. Seit sie vierzehn war.

Die Wirbel waren verschlissen, an den Knien war sie mehrfach operiert worden, inzwischen waren die Gelenke durch Prothesen ersetzt. Fünfzig Jahre Arbeit, die meiste Zeit im Stehen, ihr Körper zeugte davon.

Abends machte sie den Haushalt, spülte das Geschirr, wusch die Wäsche, bügelte.

Sobald sie auf dem Sofa saß, kippte ihr Kopf nach vorn. Ich fragte mich, ob sie in ihrem Leben auch nur einen Film bis zum Ende gesehen hatte.

Ich hatte nie gearbeitet. Ferienarbeit und Nebenjobs zählten nicht. Das war keine Arbeit gewesen, von der ich annehmen musste, ich würde sie bis zu meinem Ende machen, acht bis zehn Stunden am Tag, achtundvierzig Wochen im Jahr, fünfzig Jahre im Leben.

Ich hatte nie gearbeitet, immer nur gelesen, geschrieben, gedacht, gelabert.

Die Mutter arbeitete und putzte und sprach wie die anderen und dachte, dann gehöre sie dazu.

Sie schnappte bei den alten Bauern Wörter auf, Wörter aus dem Dialekt. Die meisten Einheimischen kannten die Wörter nicht mehr, die sie sofort wie selbstverständlich gebrauchte. Der Dialekt der Mutter musste breiter sein als der der anderen, viel breiter, dann gehörte sie dazu. Das war ein Irrtum. Man gehörte nie dazu. Wenn man Glück hatte, verliehen sie einem die Zugehörigkeit ehrenhalber. Bis auf Widerruf.

Die Mutter sagte: »Was für ein Tag ist heute?«

Ich sagte: »Heute ist Dienstag.«

Es hatte sie immer geärgert, wenn jemand noch ihre Herkunft erkannte. Einzelne Laute genügten. Das Anfangs-E in »essen« sprach sie wie ein E. Kein Ä wie im Schwäbischen oder im Hochdeutschen, sondern ein E wie im Bairischen.

Noch nach Jahrzehnten das Urteil: »Sie sind nicht von hier, oder?«

Jetzt, am Ende, verlor sie die so gründlich erarbeitete Zweitsprache wieder. Sie sprach nur noch die Sprache ihrer ersten Jahre.

Ihr Gedächtnis war fast abgetragen, Schicht für Schicht, bis hinunter zum Plusquamperfekt.

Darunter gab es keine Lage mehr, in der noch etwas gespeichert war.

Ihre Sprache war fast abgetragen. Unter dem Kindheitsdialekt lagen keine Sätze mehr, da lag nur noch Lallen, Keckern, Wimmern.

Harrys Vater, Herrn Calabrese, war es ebenso gegangen.

Beim ersten Anzeichen der Krankheit begann Harry, sein Italienisch zu verbessern. Harry wusste, dass sein Vater die zweite Sprache, das Schwäbische, verlieren und vor dem Ende nur noch die Sprache seiner Kindheit sprechen würde.

Das Vergessen führte in die Heimat, dann zum Tod.

Harrys Italienisch wurde nicht mehr gut genug, um dem Vater die Fantasien auszureden, auch hatte er Mühe, den neapolitanischen Dialekt zu verstehen, doch wenigstens ahnte er, was seinen Vater ängstigte, und so konnte er ihn in einer Sprache beruhigen, die er verstand.

Alle wurden sie dement. Mit der Gedächtnislosigkeit kamen sie zum Schluss doch noch zu sich. Alles muss raus! Vorher konnten sie nicht sterben. Geschichtslos vergehen. Auslöschung, Erlösung.

Der Großvater lebte vierzig Jahre lang unter den Schwaben, doch bis zu seinem Tod sprach er kein Wort des neuen Dialekts. Nach der Schrift sprach er auch nicht. Wenn er einmal einen Satz auf Hochdeutsch zu formulieren versuchte, machte er dazu ein Gesicht, als hätte er sich zum Spaß ein lustiges Hütchen aufgesetzt.

Die Mutter bewunderte ihn dafür. Die Sprache zu wechseln, das war Verrat. Der Großvater blieb treu.

»Warum?«, sagte ich. »Warum bewunderst du ihn? Dafür, dass er im Hirn so unbeweglich ist? Das ist doch idiotisch. Soll er nach Österreich gehen, wenn er den Dialekt hier nicht sprechen will, oder nach Bayern!«

Einmal tippte ich in ein Suchfeld den Namen des Großvaters und seinen Geburtsort. Ein Treffer. Ich war überrascht. Eine Genealogenseite, hoch bis zu den Ur-Ur-zigmal-Ur-Großeltern, hoch bis sechzehnhundertnochwas.

Ein Hobbyahnenforscher hatte das alles herausgefunden und eingetragen, seine E-Mail-Adresse stand dabei.

Der Anfang des Großvaters war richtig, Datum und Ort der Geburt. Das Ende des Großvaters musste er geraten oder aufgeschnappt haben, das Datum stimmte nicht, der Ort lag vom tatsächlichen Sterbeort einige Hundert Kilometer entfernt. Das Ende des Großvaters war falsch. Was mochte von den anderen Angaben stimmen, von den Angaben hoch bis sechzehnhundertnochwas?

Ich schrieb eine Mail an den Hobbyahnenforscher, bedankte mich für seine Arbeit, erläuterte ihm die Angaben, die sicher nicht stimmten, führte die Angaben auf, die wahrscheinlich nicht stimmten, bedankte mich abermals für seine Arbeit und löschte die Mail.

Der Junge wollte gehen.

Ich sagte: »Wir müssen noch bleiben.«

Die Mutter sagte: »Was für ein Tag ist heute?«

Ich sagte: »Heute ist Dienstag.«

Ich bemerkte, dass sie auf meinen Hals schaute. Erkannte sie etwas wieder?

Sie hatte einmal gesagt: »Du hast den gleichen Rücken wie er.«

Da war sie zu Besuch in Berlin gewesen, um den Jungen zu sehen. Ich stand vor dem Spiegel und rasierte mich, der Oberkörper frei.

»Der gleiche Rücken, die gleichen schmalen Schulterblätter.«

Das rassische Erscheinungsbild war wichtig, wenn einer zur SS wollte.

»Du hast den gleichen Hals.«

Ein Hals, der wie geschaffen war, um sich daran aufzuhängen.

Heute war ich älter als er zum Zeitpunkt seines Todes. Heute sah ich dem Mann ähnlich, der er hätte werden können.

Das war ein Gedanke, den die Mutter nicht mehr denken konnte. Die Vergangenheit und die einst möglichen Zukünfte vermischten sich, und zugleich war es ein Gedanke über die Gegenwart, sodass selbst ich diesen Gedanken kaum denken konnte: Ich war dem Mann ähnlich, zu dem mein Vater geworden wäre, wenn.

Wir standen immer noch an der Tür.

Die Mutter sah uns an, als seien wir gerade erst hereingekommen.

Sie sagte: »Was für ein Tag ist heute?«

Ich sagte: »Heute ist Dienstag.«

Ich rief: »Dienstag!«

Der Junge drehte den Kopf.

Er lachte unsicher: »Soll ich Omas Zimmer aufräumen? Kommt morgen Oksana?«

Die Mutter sagte: »Komm, wir räumen auf! Wir schmeißen alles weg!«

Sie blieb liegen.

Jeden Dienstag sagte ich dem Jungen, er solle sein Zimmer aufräumen, weil am Mittwoch Oksana kam.

Ich hatte nicht gewollt, dass wir eine Putzfrau anstellten. Ich war ständig unterwegs, M. verbrachte den Tag in der Kanzlei, wir mussten uns um ein Kleinkind kümmern, wir hatten für Hausarbeit überhaupt keine Zeit, doch ich wollte auf keinen Fall, dass wir eine Putzfrau anstellten.

Ich sagte zu M.: »Das wäre so, als ob ich meine Mutter für mich arbeiten ließe. Als ob ich meine eigene Mutter ausbeuten würde.«

M. sagte: »Sie arbeitet nicht umsonst für uns. Wir bezahlen sie!«

Ich sagte: »Ich will das nicht.«

M. sagte: »Weißt du, was beim Kellnern die blödesten Gäste waren? Die, die aus Mitleid niemals Trinkgeld gegeben haben. Aus Bescheidenheit! Um sich nicht zu erhöhen!«

Oksana putzte nicht gründlich. Unter Schränken und Betten sammelten sich Staub und Krümel und Kleinkram. Waschbecken, Spüle, Badewanne putzte ich bald wieder selbst.

Wir bezahlten Oksana gut. Pauschal für die ganze Wohnung. Im Lauf der Jahre war sie immer schneller geworden, jetzt schaffte sie die Arbeit in anderthalb Stunden.

Sie bekam so viel Geld, als würde ich meine eigene Mutter bezahlen.

Der Junge sah ohne Unterbrechung zur Mutter hinüber. Sie sah durch uns hindurch und redete mal mit sich, mal mit jemandem, der hinter uns stand.

Dann begann sie, leise, das Hofer-Lied zu singen.

»Zu Mantua in Banden
Der treue Hofer war,
In Mantua zum Tode
Führt ihn der Feinde Schar.«

Als ich das letzte Mal hier gewesen war, hatte sie noch August Lämmle aufgesagt:

»Steig nauf da Berg, guck naus ins Land,
was mir fir schena Hoimat hand.«

Usw.

Das Hofer-Lied hatte sie noch im Böhmerwald gelernt, den Schwabenkitsch erst nach der Aussiedlung. Jetzt lernte sie die Patriotismen wieder rückwärts.

»Die Hände auf dem Rücken
Der Sandwirt Hofer ging,
Mit ruhig festen Schritten,
Ihm schien der Tod gering.«

Der Junge spürte die Gelegenheit.

Er flüsterte: »Wie war denn der Opa? Mochte er Kinder?«

»Du meinst, mein Papa? Oder der von Mama?«

»Na, deiner.«

Ich sagte: »Ich weiß es nicht.«

Der Junge sagte: »Hast du Filme von ihm?«

Ich sagte: »Damals hat man nicht alles gefilmt.«

Es existierten ein paar Fotos. Ein Heileweltfoto gab es, es musste kurz nach einem Entzug entstanden sein, der Vater war aufgeschwemmt von Medikamenten.

Kaffee, Kuchen, Mamapapakind. Selbstauslöser. Der Vater hatte ein Stativ aufgebaut, auf den Auslöser gedrückt und sich dann schnell zur Mutter und mir gesetzt. Ein Beweisfoto für die Zukunft. Es bewies für alle Ewigkeit, dass es einen Moment gegeben hatte, in dem alles gut gewesen war.

Ich sagte: »Er ist halt früh gestorben.«

Der Junge sagte: »An was denn?«

Ich sagte: »Er war krank.«

Der Junge sagte: »Ja, das sagst du immer. Aber du sagst nicht, was er hatte.«

Ich erinnerte mich an einen Besuch im Krankenhaus. Er lag im Bett und konnte nicht richtig sprechen, wahrscheinlich wegen der Medikamente. Sein Handgelenk war bandagiert. Hinter den Fensterscheiben sah ich weiß lackierte Gitterstäbe.

Ich sagte: »An eine Sache erinnere ich mich. Er geht um den Esstisch herum, und ich gehe hinterher. Er hat die Hände so nach hinten, auf den Rücken, hinter dem Rücken verschränkt. Und ich mach es genauso. Also, er geht um den Tisch herum.«

Ich stand auf und ging um einen Stuhl herum.

»Immer im Kreis, die Hände hinter dem Rücken, und ich gehe hinterher, auch die Hände hinter dem Rücken.«

Der Junge begann mir zu folgen.

»Wo war die Oma?«

Er sah zu ihr hinüber. Sie war immer noch beim Hofer-Lied.

»In der Kirche.«

»Wie alt warst du da?«

»Ein bisschen jünger als du. Fünf oder sechs.«

»Warum bist du zu Hause geblieben?«

»Ich musste auf ihn aufpassen. Wir gehen die ganze Zeit um den Esstisch herum, immer im Kreis. Ich gehe hinter ihm her und passe auf ihn auf.«

Wir gingen im Kreis, der Junge und ich.

Der Junge dachte nach.

Dann hörte ich ihn hinter mir fragen: »Muss ich auch auf dich aufpassen?«

Bis die Frage zu mir durchdrang, vergingen ein paar Sekunden.

»Nein!«, rief ich. »Um Gottes willen! Nein, das musst du nicht!«

Ich setzte mich wieder.

Ich hatte die Mutter aufgeschreckt. Sie sah mich an. Ich sah sie an: die Vergangenheit, die sich für die Gegenwart hielt.

Ich ging an ihr Bett. Der Junge blieb an der Tür stehen.

Die Geschichten der Mutter, das Familienbla, die Legenden, ich hatte sie nicht oft genug hören können als Kind. Es waren nur ein paar, und es waren immer wieder dieselben. Dass sie jeden Morgen zu Fuß zur Schule gegangen seien, eine Stunde durch den Wald. Und eine Stunde zurück. Auch im Winter. Im Winter habe so viel Schnee gelegen, dass sie mit dem Schlitten vom Hausdach heruntergefahren seien. Einmal hätten sie zwei Wochen lang zu Hause bleiben müssen, weil der Nachbar den Wolf gehört habe in der Nacht.

Die Geschichten der Mutter, ich wollte sie nicht mehr hören. Wie sie alle fortmussten, von einem Tag auf den anderen. Der Bürgermeister, den die rachsüchtigen Tschechen die Treppe hochzogen, am Fleischerhaken. Legenden, bis in das scheinbar spontan geseufzte Resümee hinein erstarrt: »Ja, das war nicht einfach.«

Das Video, das automatisch losging: zu Fuß zur Schule, eine Stunde durch den Wald, keine Süßigkeiten, ein Mal im Monat ein weißes Brötchen, am Sonntag, wie köstlich das war, der Dorfbüttel, die Ausweisung, das Grab der Puppen unter dem Baum.

Du sollst Vater und Mutter ehren. Ich ehrte beide nicht. Ihn nicht, natürlich nicht, wie auch. Ich ehrte auch sie nicht. Ich wollte die Legenden nicht mehr hören, den Selbstbetrug, das Familienbla.

Dabei war ich ihr ähnlich. Als wir nach der Öffnung der Grenze hinübergestiegen waren über den Bach, als wir durch den Sumpf stapften und durch den Wald. Sie hatte immer nach ihrer Kindheit gesucht.

Sie war in der Welt so fremd wie ich. Wir hatten beide die Sprache wechseln müssen. Sie versuchte, Schwäbisch zu sprechen. Ich versuchte, Hochdeutsch zu sprechen. Wir hörten besser als unsere Umgebung die Fehler. Das Sprechen wurde uns fremd. Ich hatte den Zweifel aufgenommen.

Ich sagte: »Sollen wir ein bisschen rausgehen? Raus in den Park?«

Ich stellte mir vor, ich müsste den ganzen Tag hier vegetieren. Im Metallgestellbett liegen. Auf dem Gummibodenflur durch den Essensgeruch schlurfen, einmal zum Ende und wieder zurück.

Sie sagte: »Was für ein Tag ist heute?«

Ich ging aus dem Zimmer, der Junge folgte mir. Im Flur entdeckte er eine Sprossenwand. Mit zwei Schritten war er an der Decke. Er klemmte die Füße in die oberen Sprossen und ließ sich kopfüber herabhängen.

»Guck mal!«, rief er und winkte mit beiden Händen.

Ich klopfte an der Tür des Schwesternzimmers und fragte nach einem Rollstuhl.

21

Der Abschied von Frieder war misslungen, natürlich. Der Abschied von der Mutter war auch misslungen, natürlich.

Das Kissen war frisch bezogen.

Der rote Schienenbus war verschwunden.

Ich flüsterte: »Auf Wiedersehen. Auf Wiedersehen.«

Der Junge saß auf dem Bett, über das Tablet gebeugt. An seinen Ohren hingen Käbelchen. Ich konnte das Bild nicht sehen, doch am Farbwechsel des Lichtscheins und am Lachen des Jungen erkannte ich die Trickfilmserie.

Voll Erwartung blickte er auf den Bildschirm, er starrte überrascht, er platzte los, das Lachen brach aus ihm heraus, laut und glucksend. Dann konzentrierte er sich wieder auf die Handlung, froh und etwas bang, starrte staunend und lachte wieder.

Solange der Vater da war, warst du unsterblich. Wenn der Vater tot war, wusstest du: Du bist als Nächster dran.

Mein Vater war nicht nur tot. Er zeigte auch den Weg. Ich konnte ihm hinterhergehen.

Jedes Scheitern erinnerte an diesen Weg.

Bald war es so weit. Ich würde den Jungen nicht im Stich lassen.

Ich sagte: »Wo ist denn dein Schnitzmesser?«

Der Junge deutete, ohne aufzublicken, auf den Piratenrucksack, der auf dem Bettvorleger lag.

Ich zerteilte einen Apfel, den ich am Morgen vom Frühstücksbüfett mitgenommen hatte.

Ich hatte alles falsch gemacht.

Die Wut ging nicht vorbei. Sie einzudämmen erschöpfte mich.

Der Trübsinn wehte nicht fort.

Ich war nicht fähig, dem Jungen Stärke zu geben. Ich konnte ihn nicht immunisieren.

Ich hatte alles falsch gemacht.

Vorbei.

Das Scheitern war zu Ende.

Ich ließ den Jungen nicht allein.

Ich tat, was schwer, doch richtig war. Verantwortung gegen Gesinnung.

Danach durfte ich tun, was leicht war.

Ich stellte das Schüsselchen mit den Apfelschnitzen auf das Laken. Es schwankte mit den Bewegungen des Jungen. Der Junge langte hinein, den Blick auf dem Monitor.

Als er klein gewesen war, hatte er auf meinem Unterarm gelegen, stundenlang.

Einarmig räumte ich das Geschirr ein, einarmig wischte ich den Küchentisch, einarmig tippte ich Anträge. Einarmig Wäsche aufzuhängen war schwierig.

Er war leicht wie ein Vögelchen.

Der Junge tippte auf den Monitor und nahm die Ohrhörer heraus.

Er blickte auf und sagte froh: »Wir machen ganz schön viel zusammen.«

22

Das Kissen frisch bezogen.

Der Schienenbus verschwunden.

Der Junge lehnte an meiner Schulter.

Ich wollte nicht, dass er die Tagesschau sah. Er freute sich, als ich es ausnahmsweise erlaubte. Er hielt die Fernbedienung in der ausgestreckten Hand, ohne umzuschalten.

Wenn ich das Geheimnis gestand, war stets die erste Frage: Hast DU ihn gefunden? Dazu ein mitleidvoller Blick, als sei ich immer noch sieben Jahre alt.

Der kleine Junge öffnet die Zimmertür, die Musik wird lauter – crescendo oder wie das hieß –, und sieht, Gegenschnitt, den Vater hängen.

Gegenschnitt, Close-up auf das Gesicht des Jungen.

Dabei war das nicht wichtig. Nichts von dem, was war, war wichtig. Wichtig war, was alles nicht war.

Also wieder eine verschlossene Tür. Wieder der Großvater, wieder der Dietrich.

Ich wusste sofort, dass der Vater es diesmal geschafft hatte. Alle wussten es. Er hatte auf jedes Spektakel verzichtet.

Er hing gegenüber, an der anderen Tür. Keine Musik, kein Crescendo.

Er hatte in Kauf genommen, dass jemand ihn stören könnte. Hatte vielleicht damit gerechnet. Darauf gehofft. Niemand hatte ihn gestört.

Ich hatte nicht aufgepasst.

Die Bauern sagten Kälberstrick, die Bauarbeiter Gipserseil.

Mit Gipserseilen wurden die Holzgerüste an die Wandhaken gebunden, wenn eine Fassade geweißt werden musste oder ein Rohbau verputzt.

Später hing das Seil wieder bei den anderen Seilen. Wir hatten dicke Bündel davon. Sie hingen über großen Haken an einer Wand im Keller.

Noch später erkannte ich im Keller das Seil, an dem er gehangen hatte. Als ich das Licht ausdrehte, sah ich den hellen Streifen. Das Seil hatte die Seele aufgesaugt. Es leuchtete im Dunkeln.

Das Seil wurde nicht weggeworfen, warum auch. Mit einem Seil, an dem sich einer erhängt hatte, konnte man ein Gerüst ebenso gut an der Hauswand festbinden wie mit jedem anderen Seil.

Tage später gingen wir über den Friedhof, von der Aussegnungshalle zum Tor. Asphalt. Rollsplittreste vom letzten Winter.

Die Mutter sagte zum Großvater, leise, über mich hinweg: »Hinterm Ohr ist er schwarz.«

Das war ein Indiz. Jeder, der ihn im offenen Sarg sehen würde, würde die Todesursache erkennen. Ein Indiz für meine Schuld.

Wir bitten dich, erhöre uns!

Wir bitten dich, erhöre uns!

Durch meine Schuld, durch meine Schuld, durch meine große Schuld.

Die Bestattung.

Dein Stecken und Stab trösten mich.

Damals verstand ich den Satz nicht. Heute dachte ich: Steck dir deinen Stab sonst wohin.

Sich trösten zu lassen, sich abzufinden, das war die wahre Geisteskrankheit. Wer bei Verstand war, konnte mit dem Tod nicht einverstanden sein. Konnte nicht einfach dem Mörder zunicken. Du bist halt so. Hier, bring meinen Vater um. Du weißt es ja nicht besser. Hier, bring meine Mutter um. Du kannst ja gar nicht anders. Hier, nimm mich. Nimm mein Kind.

Die Mutter trug jetzt nur noch schwarze Kleidung. Ihre blonden Locken boxten gegen einen schwarzen Rollkragen. Die schwarze Bügelfaltenhose knisterte, wenn die Mutter sich setzte. Sogar die Schuhe waren schwarz.

Die Mutter ging zur Arbeit wie immer. Ich ging zur Schule wie immer. Niemand sprach davon, dass der Vater gestorben war. Niemand sprach davon, wie er gestorben war. Jetzt nicht und in Zukunft nicht.

Bis zum Sechswochenamt trug auch ich schwarze Kleidung. Das Schwarz sickerte in mich hinein, durch die Haut in die Gefäße. Es pulsierte in mir bis heute, in der Aorta, in den Kapillaren, in allen Verästelungen. Das Schwarz floss niemals bergab, es mündete in keinem Schwarzen Meer, es zirkulierte ohne Anfang und ohne Ende, ohne Quelle und ohne Ziel.

Manchmal glaubte ich, ich hätte seinen Tod nur geträumt.

Ich hatte das Studium beendet, ich war mit M. zusammen, der Junge war bereits auf der Welt, und immer noch glaubte ich manchmal, ich sei einfach eingeschlafen, als er noch lebte, und alles, was ich seitdem erlebt hatte, sei nur geträumt.

Ich fürchtete, ich könnte aufwachen und wieder sieben Jahre alt sein und der Vater würde noch leben und hätte sich noch nicht umgebracht.

Manchmal wurde er erwähnt, als sei es selbstverständlich, dass er nicht mehr da war.

»Die Rehe? Hat der Vater geschnitzt.«

Ich hatte ihn nie schnitzen sehen. Ein Mutterreh, zwei Kitze. Helles Holz, glatt poliert. Zerbrechlich, die Proportionen perfekt.

»Wann hat er das gemacht?«

»Im Krankenhaus.«

Die Mutter trug auch Schwarz, als ich Geburtstag hatte.

Ich hatte einen Mitschüler eingeladen. Dieter oder Dietmar, heute hatte ich seinen Namen vergessen.

Die Mutter stellte Teller mit Torte vor uns ab.

Der Mitschüler fragte, als sie rausgegangen war: »Warum hat deine Mutter schwarze Kleider an?«

Ich sagte: »Mein Vater ist gestorben.«

Dann kam der Sommer nach dem Tod des Vaters. Er hatte sich Ende September aufgehängt, doch die Braut (bereits klüger) hörte gegen jede Vorschrift bereits vor Ablauf eines

Jahres, mitten im August, als die Hitze übermächtig geworden war, auf, Schwarz zu tragen.

Und dann rannten alle Kinder aus der Siedlung im Garten herum. Wir rauften, wir spielten Fangen ums Haus. Der Schweiß lief uns vom Gesicht, von der Brust, vom Rücken.

Wir bespritzten uns aus Bechern.

Wir bespritzten die Mutter aus Bechern, vorsichtig.

Sie lachte.

Sie spritzte zurück.

Wir füllten in der Waschküche Schüsseln mit Wasser, balancierten sie die Kellertreppe hoch in den Garten und kippten sie uns über die Beine, wir spritzten mit dem Gartenschlauch, den Wasserhahn bis zum Anschlag aufgedreht, wir jagten uns ums Haus herum, hinten ins Haus hinein, vorn wieder heraus, und am Ende stand die Mutter atemlos lachend oben im ersten Stock, beugte sich weit aus dem Badezimmerfenster und schüttete aus Plastikwannen eiskaltes Wasser herunter.

Das versickerte im Gras und floss zum Katzenbach. Zum Neckar, zur Nordsee.

Alles ging weiter, ging immer weiter, alles veränderte sich, nur ich stand still und blieb immer derselbe.

23

Kissen frisch bezogen. Schienenbus verschwunden. Der Junge hielt die Fernbedienung ausgestreckt.

Bald war es vorbei. Wenn ich es schaffte, gleichmäßig zu atmen, machte der Gedanke mich ruhig. Beinahe glücklich.

ICH würde Verantwortung übernehmen. ICH würde meinen Sohn nicht im Stich lassen. ICH würde ihm alles ersparen.

Ich kippte den Rest Bier herunter.

Ich stellte die leere Dose auf den Nachttisch. Sie wackelte und fiel mit einem dünnen Klappern um. Ich stellte sie wieder auf, neben die anderen Dosen. Alles hatte seine Ordnung. Ich zog die neue Dose auf.

Es musste nicht alles so schwer sein. Du musst mal fünf gerade sein lassen!

Fünf geteilt durch zwei war zwei, scheiß auf den Rest.

Mit Bier gelang das.

So hatte ich zu trinken begonnen.

Dann wuchs das schlechte Gewissen gegenüber der Mutter. Dann wuchs die Furcht, zu enden wie der Vater.

Ich trank das schlechte Gewissen nieder und die Furcht. Ich musste nicht enden wie der Vater, als Säufer. Ich war stärker. Stärker als der Vater und stärker als der Alkohol. Mit Bier gelang es mir, daran zu glauben.

Ich erwachte im Bett von Frauen, von denen ich nüchtern nichts wollte. Im Studium. Als Doktorand.

Ich erwachte, umgeben von Fliesen, im Polizeigewahrsam. Ich erwachte auf Parkbänken. In Straßengräben.

Die Peinlichkeit und die Scham jedes Mal wieder einzudämmen kostete Kraft.

Als Assistent trank ich nur noch allein.

Bier. Nicht Wein, nicht Schnaps. Schnaps war zu scharf und zu wenig. VIEL musste es sein. Viel Flüssigkeit, die über die ZUNGE rann, den HALS hinunter. Ins BLUT, die SCHWÄRZE verdünnen.

Der Wetterbericht war zu Ende. Ein Spielfilm begann.

Ich sagte zum Jungen: »Komm, mach aus. Ich les dir was vor.«

Der Junge sagte: »Ich hab kein Buch.«

Ich sagte: »Zieh mal die Schublade auf, vom Nachttisch.«

Wie oft war ich durch die Stadt getorkelt in der Nacht, voll Wut auf dem Nachhauseweg. Betrunken war ich durchlässig.

Ich schlingerte auf dem Gehweg an den parkenden Autos vorbei und trat gegen die Außenspiegel. Wenn die Autos korrekt geparkt waren, auf der rechten Straßenseite, in Fahrtrichtung, musste ich mit dem falschen Bein treten, mit dem linken, ungenauen, kraftlosen Bein, um die Spiegel von vorn zu treffen, auf der Spiegelseite, und das Gelenk zu brechen.

Mein Schussbein war das rechte.

Ich fand eine Technik, bei der ich dem Spiegel, wenn ich fast auf seiner Höhe war, den Rücken zukehrte, mich vornüberbeugte und mit dem rechten Bein nach hinten trat wie ein Pferd. Ich trat oft daneben, kippte um, besoffen, schlug mir Stirn und Hände und Knie blutig.

Einmal gelang es richtig gut, ein neuer, großer Daimler, der Absatz traf den Spiegel mit Wucht, dicht am Blech, das Gelenk knallte aus der Verankerung, der Spiegel zersplitterte auf der Bordsteinkante.

In einem Hauseingang stand rauchend der Türke, dem das Auto gehörte, er sprang auf mich los und fluchte und schlug mir mit der Faust ins Gesicht, einmal, zweimal, drei, vier, fünf.

Am nächsten Morgen war die Nase geschwollen. Sie war gebrochen. Ich ging nicht zum Arzt. Die Nase wuchs schief zusammen. Von da an hatte ich ein großes S im Gesicht. Ich sah es auf der Website des Instituts und auf den Fotos von Konferenzen.

So sahen mich die anderen: ein S im Gesicht.

Ich sah im Spiegel ein Fragezeichen.

Jeden Morgen, wenn ich in den Spiegel sah, dachte ich an diesen Türken und an seinen beschissenen Daimler, und ich hörte wieder den herrlichen Knall des Spiegelgelenks und das helle Splittern des Glases.

Die Lust, etwas zu MACHEN nach ein paar Bieren, ich hatte sie oft erlebt. Wenn die Hemmung endlich fort war, die Fesseln, die Furcht. Die Furcht, mit einem Gedanken aufzufallen. Die Furcht, mit einer Tat aufzufallen, und die Furcht vor der Sinnlosigkeit dieser Tat, vor dem Scheitern.

Wenn die Furcht fort war, war ALLES möglich.

Davor: nichts.

Dann war Veränderung möglich, Befreiung, Zivilisation, Erfindungen, Kultur, die Schönheit schlichter Pressspanregale und die einwandfrei formulierten, akkurat gesetzten, gültig gebundenen Bücher darin. Dann waren abgetretene Außenspiegel möglich. Klassenkampf.

Davor: Stagnation und Wiederholung, der Schnaps der nüchternen Bestandsverwalter.

Ich las laut: »Als er nun all das Seine verbraucht hatte, kam eine große Hungersnot über jenes Land, und er fing an zu darben und ging hin und hängte sich an einen Bürger jenes Landes. Der schickte ihn auf seinen Acker, die Säue zu hüten. Und er begehrte, seinen Bauch zu füllen mit den Schoten, die die Säue fraßen. Und niemand gab sie ihm.«

Der Junge hatte zuerst gegen die gestelzte Sprache protestiert, doch jetzt ließ er sich vom Pathos betäuben.

24

Die Tantenstimme klirrte aus den Dauerwellen: Der Onkel, der sei »auf der Krim« verschollen. Ihr Bruder. Der Bruder des Vaters. Trank sie deshalb diesen roten Sekt?

Der Klang des Wortes »verschollen«: Geheimnis. Ein vergrabener Schatz.

Vielleicht war er gar nicht »auf der Krim«. Vielleicht war er gar nicht tot.

Die Kriegsgräberfürsorge hatte eine Onlinesuche eingerichtet, ich fand den Link zufällig auf dem Blog des Historikers Tantner.

Ich suchte den Onkel, Vorname Wilhelm. Alle hießen sie mit Vornamen Wilhelm. Auf der Seite des Vaters, der Preußen: Wilhelm, Friedrich, Martha, Emma.

Auf der Seite der Mutter, der Österreicher: Maria, Theresia, Johann, Josef.

Eiszapfengerade die Preußen, auf der Ofenbank fläzend die Habsburger.

Vaterbabybadewasser: zur protestantischen Nazi-Havel. Mutterbabybadewasser: zur katholischen Bauerndonau.

Dienstgrad: Oberschütze

Todes-/Vermisstendatum: 07. 06. 1942

Todes-/Vermisstenort: 1 *km südl. Kamiselly*

Nach den uns vorliegenden Informationen befindet sich sein Grab derzeit noch an folgendem Ort: Werchnesadowoje / – Ukraine

Juni 1942. Das war ein halbes Jahr NACHDEM der Zug mit den Gebinger Juden von Stuttgart nach Riga gefahren war. Das war vier Jahre BEVOR der Zug mit der Mutter, ihrer Familie und ihrem Dorf von Kaplice nach Gebingen fahren würde.

Ich suchte Werchnesadowoje auf den Landkarten, doch ich fand den Ort zuerst nicht. Das übliche Problem mit der Transkription.

Stattdessen fand ich Fotos einer Schutthalde. Das sei der Friedhof. Ein Hang mit vertrocknetem Gestrüpp, Sperrmüll, Bauschutt. Oben am Hang erkannte man Wohnhäuser, die leer standen. Fensterlose Rohbauten, vergammelter Beton.

Anscheinend war ein Nachfahr auf die Krim gereist und hatte die Fotos ins Netz gestellt, ohne weiteren Kommentar.

Der Onkel war zwanzig Jahre alt, als er starb.

Mit zwanzig war ich noch neu in Berlin. Ein blasser Schlaks, der schüchtern im Seminar saß. Der auch sonst den Mund geschlossen hielt, weil sein Hochdeutsch zu schlecht war. Der weit fort von zu Hause war.

Ich fragte mich, wie viel Russisch der Onkel wohl gelernt hatte in den paar Monaten zwischen dem Überfall und seinem Tod. Oder Polnisch, Rumänisch, Ukrainisch.

Ich wusste nicht, bei der wievielten Armee er gewesen war, beim wievielten Armeekorps, der wievielten Infanteriedivision. Ich las von der Schlacht auf der Krim, und die Decknamen der militärischen Aktionen, die Dienstgrade, die Bezeichnungen der Truppenteile kamen mir vor wie die von Marketingstrategen ausgedachte Terminologie eines Online-Rollenspiels. Unternehmen Barbarossa, Unternehmen Störfang, der Oberschütze, der Hufbeschlaglehrmeister, die 132. Infanteriedivision.

Ich wusste nicht, wann der Onkel eingezogen worden war. Und wo er vorher gewesen war.

War er in Kamenez-Podolsk?

In Babyn Jar?

Simferopol?

Drobyzkyj Jar?

Auf dem Weg von Deutschland nach Sewastopol lagen viele Orte.

Keiner der Ermordeten hatte im Familienbla einen Namen, natürlich nicht. Einen Namen hatte nur der Onkel. Wilhelm.

Sein Grab hatte mehrmals den Staat gewechselt. Russische Sowjetrepublik, Ukrainische Sowjetrepublik, Ukraine. Seit Kurzem gehörte es wieder zu Russland.

Blut und Leichenwasser, das konnte ich auf der Karte erkennen, als ich Werchnesadowoje mit der soundsovielten Umschriftvariante endlich gefunden hatte, flossen in einen kurzen Fluss mit dem Namen Belbek. Und mit dem Fluss ins Tiefschwarze Meer.

Als sein großer Bruder starb, war der Vater 14. Der Vater tot, der große Bruder tot, jetzt war nur noch ein Mann übrig, dessen Blick er sich wünschte.

Eine Abschöpfung landwirtschaftlicher Überschüsse aus der Ukraine für Ernährungszwecke des Reiches ist mithin nur denkbar, wenn der ukrainische Binnenverkehr auf ein Minimum gedrückt wird. Es wird versucht, das zu erreichen.

1. *Durch Ausmerzung überflüssiger Esser (Juden, Bevölkerung der ukrainischen Großstädte, die wie Kiew überhaupt keine Lebensmittelzuteilung erhalten);*
2. *durch äußerste Reduktion der den Ukrainern der übrigen Städte zur Verfügung gestellten Rationen;*
3. *durch Verminderung des Verzehrs der bäuerlichen Bevölkerung.*

(2. 12. 1941. Ein Bericht des deutschen Rüstungsinspekteurs in der Ukraine. Beweismittel bei den Nürnberger Prozessen. Es gab diese Prozesse.)

Die Tante klirrte: Die Urgroßmütter seien nach dem Krieg verhungert.

1989, kurz vor Weihnachten, wurde mit einer großen Feier das Brandenburger Tor geöffnet. Am selben Tag fuhr ich nach Rathenow. In Rathenow waren die Urgroßmütter begraben.

Ich saß allein im Nahverkehrszug. Draußen war es warm wie im Frühjahr. Ich trug zwei Wollpullover, einen Parka, Schal und Mütze.

Ich wusste nicht, wie ich die Heizung im Waggon hätte abstellen können. Ich zog die Fenster herunter. Es wurde noch schwüler.

Schließlich zog ich Parka und Pullover aus. Ich saß im T-Shirt da. Der Nieselregen wehte herein, die Tropfen kühlten meine Arme.

Die Landschaft war flach, offene Sandlöcher und zerrupfte Kiefernwäldchen. Truppenübungsplätze.

Als ich in Rathenow ausstieg, war es fast dunkel.

Eine alte Frau schob ihr Fahrrad über den Bahnhofsvorplatz.

Ich verlief mich in der leeren Stadt.

Die Eltern des Vaters waren GOLDARBEITER, seine Großeltern auch, so stand es in der AHNENTAFEL hinter ihren Namen, die Tante hatte mir das Wort diktiert. Vom LANDARBEITER (die Urgroßeltern des Vaters) zum GOLDARBEITER (seine Großeltern). Ich stellte mir vor, wie sie Stroh zu Gold sponnen. Sie waren sicher sehr reich.

Viel später begriff ich, dass GOLDARBEITER nur ein Schönmachwort war. Sie arbeiteten als Galvaniseure in den Waschküchenbetrieben der optischen Industrie. Säuren und giftige Dämpfe. Gereizte Haut, tränende Augen, Geschwüre.

Ich ging durch das Tor des nächstbesten Friedhofs und suchte auf den Grabsteinen die Nachnamen der Urgroßmütter und eine Zahl um 1946. Ich fand nichts und ging durch die Dunkelheit und den Regen zurück zum Bahnhof.

Es gab nur wenige Dokumente. Die Familie des Vaters hatte, als die Russen kamen, fast alle Papiere vernichtet, die Parteiausweise und die Hitlerbilder, und als sie die Sowjetische Besatzungszone verließen, nahmen sie nur die Urkunden mit, die nötig waren, um ihre Existenz zu belegen.

Familienbla ersetzte Gegenstände und Dokumente, es leugnete, schönte, erfand. GOLDARBEITER.

Wenn ich heute an Rathenow dachte, sah ich schwarz-weiße Bilder. Du hast den Farbfilm vergessen.

Ich war das erste Mal in der Stadt gewesen, in der der Vater zur Welt gekommen und aufgewachsen war.

Ich war nicht wegen der Gräber gekommen.

Ich hatte auf ein Zeichen gehofft. Auf einen Schatten, der mich beim Namen nannte und flüsterte: »Die alte Linde dort. Auf der Rückseite des Stammes ist eine Höhlung. Streck deinen Arm nach oben und taste.«

Ein toter Briefkasten, darin ein Zettel vom Vater: »Schön, dass du gekommen bist.«

So in etwa.

Die Krim. Ich war zu einem Kongress nach Lwiw, Lwów, Lemberg eingeladen. Der Flughafen war vor ein paar Jahren zur Europameisterschaft neu gebaut worden. Alu, Holz und Glas.

Eins zu null gegen Portugal, zwei zu eins gegen Dänemark, das waren die deutschen Ergebnisse in Lwiw. Zwei zu eins gegen die Niederlande, doch das war in Charkiw gewesen. Wo lag Charkiw?

Ich war zum ersten Mal in einem Land, dessen Schrift nicht aus lateinischen Buchstaben bestand. Als ich den Flughafen verlassen hatte, fühlte ich mich wie ein Kind, das noch nicht lesen konnte.

Thema des Kongresses: Aufbau der Zivilgesellschaft. Völkerfamilienbla. Jeder operierte mit dem Begriff und legte ihn aus, wie es ihm nutzte. Zur Zivilgesellschaft gehörte, wer seine Uniform erst nach Feierabend anlegte.

Der Kongress wurde von einer ukrainischen NGO veranstaltet. Viele junge Leute mit blau-gelben Anstecknadeln, die ehrenamtlich mitarbeiteten, aus Enthusiasmus oder um es später in ihre Bewerbungen zu schreiben. Sie schenkten Kaffee und Limonade aus und verteilten Taschen, die mit dem Kongresslogo bedruckt waren.

Ich fragte einen der Männer beim Ausschank, ob er mir den Konflikt mit Russland erklären könne. Sei es ein Streit um die Sprache? Oder sei es ein Streit um die ethnische Herkunft? Was denn einen Russen von einem Ukrainer unterscheide?

Ukrainisch war jetzt eine richtige Sprache. Ein Dialekt mit einer Armee, dachte ich. Württemberg gegen Preußen.

Der junge Mann lächelte freundlich, er hob entschuldigend die Schultern, und ich wusste nicht, ob sein Englisch nicht gut genug war, um zu antworten, oder ob in seinen Ohren meine Frage einfach sinnlos klang.

Für den späten Nachmittag war ein Spaziergang anberaumt. Eine patriotisch gestimmte Studentin erklärte uns die Altstadt. Lwiw war vollgestopft mit Kirchen sämtlicher Katholizismen, griechisch, römisch, armenisch. Synagogen, erfuhr ich auf Nachfrage, gab es nur noch eine.

In dieser Stadt gab es nur die Vergangenheit. Die Bewohner waren Gäste von Gespenstern.

Ob wir am nächsten Vormittag vielleicht das Biermuseum besichtigen wollten? Die Kongressteilnehmer sahen einander ratlos an. Ich nahm einen großen Schluck aus einer der handwarmen Dosen, die ich mir gleich nach der Landung am Flughafen besorgt hatte.

Auf dem Rückweg zum Kongresshotel hielt die Führerin vor einer neugotischen Scheußlichkeit. Hier, unter dieser Kirche verlaufe eine der europäischen Hauptwasserscheiden.

Die Gruppe ging weiter, ich blieb kurz am Mäuerchen mit dem Schmiedezaun stehen. Auf der Rückseite der Kirche stellte ich mich noch einmal an den Zaun. Ein alter Herr, der hinter mir vorbeiging, raunzte mich an mit kaum gedämpftem Zorn.

Ich sagte: »My mother is born near the Danube. My wife is born at the shores of the Baltic Sea. Two sides of the same hill!«

Der Herr ging schimpfend weiter.

Bei der Rückkehr ins Hotel bemerkte ich, dass das massive Stück Stahl, das an meinem Schlüssel hing, ein Flaschenöffner war.

PRÄTERITUM und BIER, diese Stadt war mir ähnlich.

Ich wollte nach Sewastopol fahren, mit der Bahn. Vielleicht würde ich das Massengrab finden, in dem der Onkel lag. Den Hang mit dem Gestrüpp und dem Bauschutt.

Ich fragte wieder den jungen Mann am Ausschank. Er lächelte mit jener Nachsicht, mit der machtlose Staaten der Borniertheit wichtiger Verbündeter begegneten. Diesmal reichte sein Englisch aus, mir den Sachverhalt zu erläutern.

Die Krim sei annektiert, die Bahnstrecke sei deshalb unterbrochen. Ohnehin sei es ziemlich weit nach Sewastopol, vierundzwanzig Stunden habe man früher gebraucht.

Ich hatte die Entfernungen in der Ukraine unterschätzt.

Als ich wieder in Berlin war, fragte ich Oksana, ob Werchnesadowoje etwas Bestimmtes bedeute.

Sie sagte: »Oberer Garten.«

25

Kleine rote Knaller. Der Mantel der Knaller bestand aus dünnem Papier in mehreren Lagen. Im Inneren befand sich Schwarzpulver, nur eine Prise. Viel zu wenig, um daraus Bomben bauen zu können. Vierzig oder fünfzig Stück, an ihren Zündschnüren verknüpft, ergaben einen Teppich.

Ich fasste einen Knaller zwischen Daumen und Zeigefinger. Die Flamme sprang zum Papierfaden. Ich musste mich entscheiden, den Knaller wegzuwerfen. Ich entschied mich nicht. Nach ein paar Knallern waren die Fingerspitzen wund.

Wer es sich leisten konnte, den anderen zu imponieren, ließ einen ganzen Teppich auf der Straße zerknattern.

Am Neujahrstag trafen wir uns früh, Ralf Beck, Wolfgang, ich, andere, alle, und klaubten die Blindgänger von der Straße auf.

Die kleinen Knaller hießen Judofürze. Ein seltsamer Name. Warum Judo? Sie kamen aus China, und Judo kam auch aus China, oder aus Japan, jedenfalls aus der Nähe, vielleicht hatte es damit zu tun.

Wir knickten die Pappröhrchen, sie platzten auf, schwarzer Puder war zu sehen, daran hielten wir das Feuerzeug. Die Funken sprühten nur kurz.

In Deutsch, auf der Oberschule, verfassten wir eine Erörterung: Brot statt Böller, Fragezeichen.

Am Ende argumentierte ich gegen Silvesterfeuerwerk, denn das schien mir erwachsener, doch in der Einleitung beschrieb ich ausführlich den Reiz der Knallerei.

Fünferkracher, Kanonenschläge, Knallfrösche, Judofürze.

Als wir die Klausur zurückbekamen, Dr. stil. in spe, hatte die Lehrerin das Wort »Judofurz« mit rotem Kugelschreiber unterkringelt. Ich dachte erst, sie hielte Judofurz für einen Ausdrucksfehler, doch am Rand der Seite stand: »Das haben Sie gut gelöst.«

Ein paar Jahrzehnte später kam der Junge aus dem Kindergarten und forderte, wir sollten für Silvester Pfennigschwärmer besorgen.

Erst als ich den Berliner Ausdruck hörte, fiel mir das Dialektwort wieder ein.

Ich verstand: Die Knaller hießen Judenfürze.

Mehr als dieses Wort war von ihnen nicht mehr übrig. Das Wort wurde verbogen, bis der Ursprung nur noch zu erraten war. Das unverständliche Wort, an dem die Kinder der Mörder und Möchtegernmörder einander hätten erkennen können.

Du mit deinen Nazis. Du siehst überall Nazis.

26

Das Kissen war frisch bezogen.

Der rote Schienenbus war verschwunden.

Ich las laut: »Und er machte sich auf und kam zu seinem Vater. Als er aber noch weit entfernt war, sah ihn sein Vater und es jammerte ihn. Er lief und fiel ihm um den Hals und küsste ihn.«

Der Junge hatte die Augen geschlossen. Er rückte noch näher an mich heran.

Ich las: »Denn dieser mein Vater war tot und ist wieder lebendig geworden. Er war verloren und ist gefunden worden. Und sie fingen an, fröhlich zu sein.«

Die Übersetzung störte mich.

Ich sagte: »Das muss heißen: Und sie feierten ein Fest. Fingen an, fröhlich zu sein? Das ist doch blöd. Ein Fest! Sie feierten ein Fest!«

Der Junge murmelte: »Mein Sohn.«

Ich sagte: »Was?«

Der Junge murmelte: »Mein Sohn war tot und ist wieder lebendig geworden, nicht mein Vater.«

Der Junge schlief ein.

Ich wartete noch einen Moment.

Dann stand ich auf.

Ich deckte den Jungen zu. Ich hob seinen Kopf an und zog das Kissen darunter heraus. Ich legte den Kopf auf das Laken, flach.

Ich hielt das Kissen in meinen Händen.

Der Junge hatte die Wimpern und den Mund seiner Mutter.

So weit waren wir gekommen.

Bald hatten wir es hinter uns.

Ich liebte Katzen. Der Vater hasste Katzen. Wenn Haustier, dann Hund. Katzen waren undeutsch, sagte der Vater.

Hunde hatten Charakter, Katzen waren undeutsch, Meerschweinchen aß man in Peru.

Erst als er tot war, bekam ich eine Katze.

Der Vater war ein Nazi, bis zu seinem Ende.

Keiner von denen, die den Massenmord abstritten. Er war ein richtiger Nazi. Einer, der den Mord gut fand.

Das hatte die Braut erzählt, als sie klüger war.

Die Mutter sagte, sie habe gesagt: »Aber die Juden!«

Die Mutter sagte, der Vater habe gesagt: »Richtig so.«

Danach hätten sie das Thema vermieden.

Dass der Vater ein Nazi war, hatte keine Bedeutung. Es war eine überflüssige Eigenschaft, eine zufällige Schrulle. Doch es war eine der wenigen Einzelheiten, die ich von ihm wusste.

Er war kein Rudolf Höß, er war kein Hans Frank, auch wenn er endete wie sie.

Er hatte kein Nazi der Tat mehr sein können. Er musste ein Nazi der Meinung bleiben. Ein Mörder nur in der Fantasie und auf dem Wahlzettel.

Ergebnis der Landtagswahl Baden-Württemberg vom 28. April 1968 – NPD
Stimmen: 381 569
Anteil: 9,82 %
Sitze: 12

Eine dieser dreihunderteinundachtzigtausendfünfhundertneunundsechzig Stimmen war seine. Da war er wieder, drei Millimeter groß.

Er soff mit Italienern, er soff mit Jugoslawen. Grappa, Sliwowitz, Obstler.

Er schimpfte nicht auf Ausländer.

Er war lediglich der Ansicht, dass Deutschland die Welt beherrschen solle, dass Hitler ein großer Mann gewesen und dass es richtig gewesen sei, möglichst viele Juden umzubringen.

Ich stellte mir vor, er habe sich vorgestellt, er dürfe bald bei der SS mitmachen. Er fuhr aus Rathenow hinaus mit dem Fahrrad, schlingerte über die Sandpisten, hinaus auf die Dörfer, und besorgte bei den Pastoren der Feldsteinkirchen die Geburtsurkunden seiner Großeltern.

Kleiner Ariernachweis. »Seepferdchen für Arschlöcher«, hatte M. gesagt.

Weite Flächen, Hügelzüge am Horizont, ein See, verstreute Ackerfelder, hier ein Stück Sumpfland, durch das sich Erlenbüsche, und dort ein Stück Sandland, durch das sich Kiefern ziehn.
(Fontane, Wanderungen durch die Mark Brandenburg. Ein Dokument.)

Warum glauben wir an Deutschland und den Führer?
Weil wir an einen Herrgott glauben, glauben wir an Deutschland, das er in seiner Welt geschaffen hat, und an den Führer Adolf Hitler, den er uns geschickt hat.
(Der Katechismus der SS. Ein Dokument.)

Der Vater war verrückt. Schizophren, psychotisch, Hirn versoffen. Stempelchen Sowieso, Schublade Dingsdabums.

Das hatte die Braut erzählt, als sie klüger war.

»Die Rehe? Hat der Vater geschnitzt. Im Krankenhaus.«

Helles Holz, glatt poliert. Zerbrechlich. An einem der Kitze war ein Bein abgebrochen. Jemand hatte es wieder angeklebt, vielleicht der Vater selbst. Der Klebewulst sah aus wie ein heruntergerollter Kniestrumpf.

Ich stellte mir vor, er habe sich vorgestellt, er sei zur Aktion T4 beordert. Ich stellte mir vor, er, der Nazi und Verrückte, er, der nationalsozialistische Verrückte, er, der verrückte Nazi, habe sich selbst mit der Tötung des eigenen lebensunwerten Lebens beauftragt.

Der gute Tod.

Unsere Eltern hatten alle einen Dachschaden, doch das wussten wir, als wir noch Kinder waren, nicht. Fliegerbombe, Dachschaden.

Ich war bereits in der Oberstufe. Es war Morgen, wir saßen verschlafen in der Küche. Die Mutter trank Kaffee, ich trank Milch.

Ich murmelte: »Schwarze Milch der Frühe.«

Die Wörter hatten sich eingeprägt wie die Redewendung einer neuen Sprache, ich wälzte sie im Kopf herum und dachte sie laut, ohne darüber nachzudenken.

Die Mutter sagte: »Wir trinken sie abends, wir trinken sie mittags und morgens, wir trinken sie nachts.«

Woher kannte sie das Gedicht?

Sie sagte es auf wie Lämmles Schwabengedicht. Steig nauf da Berg, guck naus ins Land.

In der Schule konnte sie es noch nicht gehört haben. Hatte sie es im Regal der Dienstherrschaft gefunden? Hatte sie zwischen dem frisch gemachten Bett und dem Kleiderschrank auf den Dielen gesessen, das Gedicht in freien Minuten gelesen und wieder gelesen, bis sie es auswendig konnte? Warum?

Dass meine Mutter, die nicht einmal die Volksschule hatte beenden können, unvermittelt dieses Gedicht auswendig aufsagte, war absonderlich. War ebenso absonderlich wie ein Vater, der noch viele Jahre nach dem Ende der NS-Zeit den Massenmord an den Juden ungeniert guthieß.

Das waren nicht die breiten Pinselstriche, die die Legenden exemplarisch machten.

Woher kannte sie das Gedicht? Es war zu spät, sie danach zu fragen. Sie hatte so weit rückwärts gelernt, dass sie bereits beim Hofer-Lied war.

Als ich älter wurde, recherchierte ich, was beim Erhängen vor sich gegangen sein musste. Der Fallweg an der Zimmertür war zu kurz, um das Genick zu brechen. Short drop, long drop. Die Amis hatten die Begriffe, nicht erst seit Nürnberg.

Er war erstickt. Der schwarze Fleck hinter dem Ohr: Hier hatte der Knoten die Schlagader abgedrückt.

Blase und Darm entleerten sich, ich las von postmortaler Erektion, sogar Ejakulation.

Ich hatte mir seinen Tod angeeignet, wie ich mir meine Heimat angeeignet hatte, durch Aufschnappen und Anlesen und Zusammenreimen. Ich gehörte zu diesem Tod, wie ich zu meiner Heimat gehörte.

In den Berichten aus Nürnberg, von den Hinrichtungen von Frank und Frick und Seyß-Inquart und so weiter, war von Ejakulat keine Rede.

Ein Ende am Strick. Wie seine Idole. Eine Karikatur der Treue.

Die Großverbrecher hingen amtlich am Galgen, von Zeugen und Notaren beglaubigt, in den Zeitungen beschrieben. Die Kleinverbrecher und die Beinaheverbrecher knüpften sich im Geheimen auf. Diese Erhängten beschwieg jede Familie für sich.

Die Mutter sagte: »Er hatte ein Angebot aus Südafrika, die haben Stuckateure gesucht.«

Er wollte gar nicht nach Israel.

Ich hielt das Kissen in den Händen. Ich drückte meine Nase hinein. Das Kissen war frisch bezogen.

Es war so weit.

Bald hatten wir es hinter uns.

Ich würde ihm alles ersparen.

Ich legte das Kissen auf das Gesicht des Jungen.

Da lag es.

Wenn er davon erwachte, würde ich es nicht tun.

Wir bitten dich, erhöre uns!

Da lag das Kissen.

Das Kissen lag auf seinem Gesicht.

Wenn er davon erwachte, würde ich es nicht tun.
Wir bitten dich, erhöre uns!

Der Junge schlief.
Ich ballte die Hände zu Fäusten.
Plötzlich sprach der Junge. Unverständlich.
Er sprach manchmal im Schlaf. Die Satzmelodie war so überzeugend, dass ich immer etwas Zeit brauchte, um zu begreifen, dass die Wörter keinen Sinn ergaben.
Er sagte: »Hab ich jetzt noch was am Hals außer? Ja, und zwar.«
Jede einzelne Silbe war deutlich zu verstehen. Obwohl er unter dem Kissen lag.
War er aufgewacht?
Nein, er schlief fest. Er erwachte nicht.
Ich knetete meine Finger.
Der Schwarze Gott war allmächtig. Er diktierte, ich schrieb. Er befahl, ich folgte. Nahm er den Befehl zurück, ließ ich den Jungen am Leben.
Ich bitte dich, erhöre mich.

27

Ich wusste, woher sie das Gedicht kannte. Sie hatte in meinem Zimmer geputzt und Staub gewischt, obwohl ich ihr immer wieder gesagt hatte, dass ich das nicht wolle.

Dabei sah sie das Deutschbuch, das aufgeschlagen herumlag. Sie setzte sich neben das gemachte Bett und las das Gedicht.

Sie nahm sich eine heimliche Pause, wie früher, als sie arbeiten musste, während andere noch lernen durften.

Sie las das Gedicht immer wieder, bis sie es auswendig konnte.

Sie hörte den Rhythmus.

Sie sah die Bilder.

28

Der Kinofilm mit dem erhängten Jugendlichen. Ich sah ihn mit Birgit. Ich war noch nicht lange in Berlin, ich war in Birgits Bett aufgewacht, immer noch betrunken, und seitdem waren wir irgendwie zusammen.

Birgit wollte mit ihrer Clique ins Kino, ich sollte mit. Ich kannte den Film nicht. Ein alter Liebesfilm, hieß es. Romantisch, aber auch komisch. Harold und Maude.

»Du kennst den nicht? Der ist so lustig, du lachst dich tot! Und so schön!«

Die Werbung war zu Ende. Der Film begann.

Ein Junge im dunklen Anzug. Er ist zu jung für einen Anzug. Ein früh vergreister Junge.

Er schreibt etwas auf einen Zettel.

Er entzündet eine Kerze im Kandelaber.

Er steigt auf einen Stuhl.

Er setzt einen Fuß nach vorn, ins Leere.

Er stürzt.

Er zappelt mit den Beinen.

Er hängt am Strick. Ohne Regung.

Birgit und ihre Clique lachten schrill.

Vorn im Bild, groß: ein Henkersknoten, ein Hinterkopf, ein weißer Hemdkragen.

Hinten im Bild: Eine Frau betritt das Zimmer.

Die Frau sagt: »Ich nehme an, du hältst das für überaus witzig, Harold.«

Der Jugendliche röchelt und breitet die Arme aus wie ein Monster, das jemanden fangen will.

Ich war starr. Das hatte ich nicht erwartet. Ich hatte gesehen, was passiert war, bevor ich den Vater gefunden hatte. Der Schritt ins Leere, der Fall, der Todeskampf.

Das Kino dröhnte vom Gelächter.

And if you want to be free, be free. Cat Stevens Yusuf Islam Voll Idiot. Der durfte auch nicht nach Israel. Idiotische Koinzidenzen. Wo waren die Kausalitäten?

Die Wahrheit war, dass ich nicht mehr durchsah in der Psychologie und in der Soziologie und in der Geologie. Cum hoc ergo propter hoc. Korrelation war Kausalität, es gab keinen Unterschied.

Jahre später sah ich den Anfang des Films noch ein paarmal, auf dem Rechner, allein. Immer nur den Anfang. Schritt, Sturz, Zappeln.

Der Vater war 44, als er sich aufhängte. Als ich endlich 45 war, war ich froh. Ich hatte ihn nicht umgebracht, doch ich war älter geworden als er, immerhin. Etappenziel erreicht.

Dann wurde ich selbst Vater, spät.

Ich wollte da sein für das Kind. Anwesend sein.

Man entschied sich für ein Kind, wenn man glaubte, dass man weiterleben wollte. Doch was war, wenn man sich geirrt hatte?

29

DIE GROSSE BRILLE: »Dann tötet man das Kind und anschließend sich selbst.«

Ich: »Sie glauben wirklich, es gibt auf jede Frage eine Antwort?«

30

Die Beharrlichkeit, mit der er es immer wieder versuchte. (Bereits vor meiner Geburt. Das hatte die Braut erzählt, als sie klüger war.)

Im Suff die Eruption der Entschlossenheit: weg damit!

Tabletten, Pulsadern, ein Sturz kopfüber aus dem ersten Stock.

Der Abend, als er vor mir stand, im Flur, den Frotteegürtel seines Bademantels um den Hals geschlungen, und zuzog. Die Augäpfel wölbten sich aus dem Schädel. Er wollte nicht, dass ich ihn so sah, er sagte: Geh weg. Oder: Bleib hier.

Dann knickten seine Beine ein.

Jeder gescheiterte Versuch vergrößerte das Chaos. Erst die geglückte Tat würde Ordnung schaffen.

Ich musste mir den Vater beschreiben, plastisch, mit lauter Details, sonst würde etwas Schlimmes passieren.

Größe in cm und Gestalt: 180, schlank.

Genauer. Sonst würde etwas Schlimmes passieren.

Ich wusste, wie ich mich beruhigen konnte. Die alte Strategie, ich musste sie nur abrufen.

Ich sagte: »Ach was!«

Genauer.

Gesichtsform: oval.

Mein Herz raste. Ich kam mit dem Luftholen nicht hinterher.

Noch genauer.

Farbe der Augen: braun.

(So hatte es in seinem Reisepass gestanden, den ich in der Wohnzimmerschublade gefunden hatte. Gesichtsform oval. Oval. Wie ein Ei.

Auf dem Foto das Gesicht eines Unbekannten, Mitte zwanzig, halb so alt wie ich heute. Zurückgekämmte Haare, abstehende Ohren und eine lange, gerade, nie gebrochene Nase.)

Noch genauer.

Der Bruder sagte: Ach was!

Unveränderliche Kennzeichen: keine.

Ich dachte: Das war der Trost. Kein Kennzeichen war unveränderlich. Das war der Ausweg.

Ich dachte: Ach was!

Ich konnte langsamer atmen.

Raum für Sichtvermerke.

Dreiecke: Bundesrepublik Deutschland, Passkontrolle, Ausreise.

Rechtecke: Einreise.

Ein Stempel: »Basel Bad Bhf.«

Ein Stempel: »R. G. Strasbourg« unleserlich, trotz Lupe.

Plastisch. Details. NICHT die Suizidversuche. Er hatte doch einen BERUF.

Die Gipserseile. Die Holzgerüstteile, die hinter der Garage gestapelt lagen, Rahmen, Leitern, Bohlen. Die Kiste mit den Eisen und Schrauben.

Der Vater verputzte die Wetterseite neu. Er baute das Gerüst mit einem Kollegen auf.

Er zeigte mir Muster: Wellen, Krähenfüße, Kellenabdrücke, gewischte Kringel. Rollputz mit hochgezupften Gipsstacheln.

Der Vater malte und modellierte auf der Hauswand.

Ich sagte: »Kannst du das so lassen?«

Er sagte: »Das muss man anständig verputzen.«

Er kratzte alles ab, was eine Erinnerung hätte werden können, und verputzte die Hauswand anständig, glatt.

Auf den Bohlen unten standen die leeren Flaschen.

Oft war der Vater zu Hause. Krankgeschrieben, arbeitslos, Schlechtwetter.

Schlechtwetter war nicht einfach schlechtes Wetter. Schlechtwetter wurde nur das schlechte Wetter genannt, bei dem auf dem Bau nicht gearbeitet werden konnte. Wenn Putz und Mörtel in den Wannen gefroren.

Schlechtwetter war, wenn es Schlechtwettergeld gab.

Wenn er arbeitslos war, ging er stempeln. Ich war ein Kind, ich stempelte gern. Stempeln gehen war ein Spiel, doch man durfte niemandem sagen, dass man es spielte.

In einer Schublade in derselben Wohnzimmerschrankwand, in der offen im Regal der rote Weltatlas lag (die Donau: Ulm, Passau, Wien, Belgrad, Schwarzes Meer), lag die Stempelkarte versteckt. Unter dem Reisepass.

Datum, Stempel.

Datum, Stempel.

Reihe um Reihe.

Die Stempelkarte lag noch dort, als er bereits lange fort war.

Die Mutter sagte: »Er hatte ein Angebot aus Südafrika, die haben Stuckateure gesucht.«

Sie sah ein helles Leben am Ende der Welt. Mit einem Mann, der froh zur Arbeit ging. Einem Mann, der nicht trank. Einem Mann, der gesund war.

Was in Europa, in Deutschland, in unserem Haus gewesen war, das war nicht einfach vorbei. Es war nie passiert.

Savanne, Elefanten, Hausdiener.

Neue Möbel ohne Geschichte.

Ein Herrenmenschenleben. Links der Indische Ozean, rechts der Atlantik, die Wolken knallten vor der Küste zusammen.

BÄNG.

Er ging nicht nach Südafrika. Der Trinker brauchte seine Routinen.

31

Als ich selbst auf dem Bau arbeitete, in den Semesterferien, waren die Gerüste nicht mehr aus Holz, sondern aus Aluminium. Wenn es geregnet hatte, ging man nicht auf glitschigen Bohlen, sondern auf einem Riffelblech.

Nur körperliche Arbeit war Arbeit, nur körperliche Arbeit war etwas wert.

Körperliche Arbeit durfte nicht delegiert werden. Wer sie nicht selbst erledigte, der wechselte die Fronten. Vom Arbeiter zum Bonzen. Vom echten Mann zur Schwuchtel.

Ich mochte körperliche, handwerkliche Arbeit. Sie machte mich zum Mann und verband mich mit den anderen Männern.

Ich verabscheute körperliche Arbeit. Sie machte mich zum Mann und verband mich mit den anderen Männern.

Jeder Schwanz war eine Bohrmaschine, jede Männerfaust ein Schraubstock. Reifen wechseln, Holz ablängen, Rohre schweißen, ich machte das alles.

Gerade hatte ich die Elektrik in meiner maroden Altbauwohnung erneuert. Hatte die Leitungen neu verlegt, vom Verteilerkasten zu den Abzweigdosen, zu den Deckenlampen, zu den Steckdosen, hatte bei der Gelegenheit gleich ein paar zusätzliche Doppelsteckdosen installiert und ein neues Starkstromkabel für den Herd. Ich hatte tagelang

Schlitze in die Wände geklopft, hübsch waagerecht, senkrecht, fachgerecht, und alle Kabel unter Putz gelegt.

Die Angst zu scheitern war immer dabei. Ein Sägeblatt, das sich verkantet hatte. Eine festgerostete Radmutter, die sich einfach nicht lösen ließ. Und dann ein Wutanfall, obwohl ich wusste, dass ich nur mit Geduld und Überlegung die Kontrolle behalten konnte.

Wenn ich mit körperlicher Arbeit scheiterte, dann war die letzte Chance vertan. Dann war ich aufgeflogen. Dann war alle Männlichkeit als Schwindel enttarnt. Dann war jedes Gespräch mit anderen Männern offensichtlicher Bluff. Geplänkel über Autos, Bundesliga, Grillfleisch: reiner Bluff.

Auf dem Bau war ich ausgerechnet dem Stuckateur zugeteilt. Ich rührte den Putz, reichte ihm den Mörtelkübel an, besorgte Kellen und Latten aus dem Bauwagen, und nachmittags um vier kratzte ich den Boden vor der frisch verputzten Wand sauber.

Der Stuckateur trank nur Apfelschorle. Er brachte jeden Morgen drei große Flaschen Bio-Apfelsaft zur Arbeit, holte aus dem Bauwagen drei Flaschen Mineralwasser, und im Lauf des Tages mischte er sich ein Glas nach dem anderen: »Erst das Wasser, dann die Säure, sonst geschieht das Ungeheure!«

Am ersten Tag fragte er noch: »Möchtest du auch?«

Später mischte er, ohne zu fragen, jedes Mal ein Glas für mich mit.

»Mein letztes Bier hab ich getrunken mit sechzehn. Dann ist mein Meister vom Gerüst gekippt, besoffen, und hat sich das Genick gebrochen. Seitdem trink ich kein Bier mehr.«

Der Stuckateur warf den Putz an die Wand und erklärte

mir die Handgriffe. Handgriffe, die ich vor Jahren bereits gesehen hatte. Jetzt lernte ich, sie zu verstehen.

Ich sagte: »Jürgen, willst du mich adoptieren?«

Jürgen lächelte schmal. Er sagte: »Meiner ist in deinem Alter.«

Ich sagte: »Was macht er?«

Jürgen sagte: »Hat den falschen Abzweig genommen, vor ein paar Jahren.«

Die Erinnerungen an den Vater waren ohne Gefühl, ohne Klang.

»Geh weg.«

»Bleib hier.«

Es existierte kein Dokument, in dem ich diese Silben hätte HÖREN können. Kein Tonband, keine Datei.

Wie KLANG seine Stimme? War sie tief? Sprach er deutlich?

Er sprach REINES HOCHDEUTSCH, sagten die, die selbst nur Dialekte kannten. Aufgewachsen in Rathenow. Sprach er das Plattdeutsch der Mark? Sprach er mit Berliner Akzent?

Raus aus der SBZ nach Norddeutschland, nach Minden, dann ging er auf die Walz, Bayern, Schweiz, und fand eine Frau im Südwesten.

Ich dachte an Johnny, das sprachliche Chamäleon. Ich lernte ihn beim Jobben kennen, auf einer Baustelle in Moabit. Er sprach starken Berliner Dialekt, doch als er hörte, wo ich herkam, switchte er ins Schwäbische. Als der Architekt auf der Baustelle aufkreuzte, plauderte er in akzentfreiem Hochdeutsch.

Johnny gab an, er sei in München geboren, er wechselte wie zum Scherz ins Bairische. Sein Vater sei ein hoher Manager, deshalb sei die Familie oft umgezogen.

Später verplapperte er sich. Johnny kannte jedes Kinderheim in Deutschland. Er war heimatfrei und sprachgewandt wie ein Trickdieb.

32

Im Land der ersten Sprache stand ich in einem stillgelegten Bahnhof, der jetzt ein Hotel war, stand in einem Zimmer, am Bett, und versank in Erinnerungen, Theorien, Hörensagen. Ich blickte auf das Kissen, unter dem der Kopf des Jungen lag.

Ich heulte aus Mitleid mit mir selbst. Und ich heulte aus Mitleid mit dem Jungen, der dieses Monster zum Vater hatte. Ich heulte, weil das ein und derselbe Grund war.

Ich trank die Dose aus. Ich stellte sie zu den Dosen auf dem Nachttisch. Sie wackelte, schepperte dünn, doch sie kippte nicht um.

Ein Zeichen.

Sie kippte nicht um.

Der Vater hatte nicht leben wollen. Ich war nicht Grund genug. Ich war nicht gut genug. Ich war wahrscheinlich zu ANSTRENGEND.

Geh weg. Bleib hier.

Es stimmte nicht. Sein Zustand hatte mit mir nichts zu tun. Was er erlebte, fand auf einem anderen Planeten statt. Mein Vater Erklärt Mir Jeden Sonntag Unsere Neun Planeten. Acht Planeten, ohne Pluto.

Wir bitten dich, erhöre uns.

Es stimmte nicht.

Es stimmte nicht, dass er nicht leben wollte, weil ich nicht genügte.

In Wirklichkeit war es viel leichter. WIE ich war, war für ihn ohne Bedeutung. Das war meine Freiheit.

In Wirklichkeit war es viel schwerer. Bereits DASS es mich gab, war für ihn ohne Bedeutung. Das war mein Schmerz.

Ich war für den Vater: NICHTS.

Der Junge war für mich: ALLES.

Ich hob den Kopf des Jungen an und legte das Kissen darunter. Ich führte meine flache Hand über seine Wange. Ich strich seine Haare hinter das Ohr. So weit waren wir gekommen.

Der Junge war wach. Er setzte sich auf. Er versuchte, die Augen zu öffnen.

Ich stürzte zur Toilette.

Das Bier war wieder draußen. So war das. Wenn der Magen leer war, war das Bier schnell wieder draußen.

Ich klappte den Klodeckel herunter und setzte mich.

Die Fliesen waren marmoriert.

Ich musste nicht gegen die Betonwand fahren, nicht jetzt.

Ich wusste nicht, was wahr war, wo oben oder unten war, vorher, nachher, hinten, vorn.

Ich wusste nur: ES STIMMTE NICHT. Ich spürte die Freiheit, und ich spürte den Schmerz. Ich spürte, wie ich mich auflöste in dieser Freiheit und wie der Schmerz mich zusammenhielt.

»Der Abschied vom egozentrischen Weltbild«, würde M. viel später sagen.

Der Junge schaltete den Fernseher an, ich hörte es durch die Badezimmertür. Eine Reportage. Überbreiter Schwertransport, die hundertste nächtliche Wiederholung. Ein Transformator. Ein Flugzeugflügel. Nacht. Eine gesperrte Autobahn. Blinklicht, blau und orange. Ampelmasten wurden abmontiert, damit der Sattelzug die Kurve nehmen konnte. Ich hörte, wie die Funkgeräte der Logistiker quäkten.

Alles wiederholte sich. Die Tage wiederholten sich. Die Erinnerungen wiederholten sich.

Er ging um den Esstisch herum, die Hände auf dem Rücken. Ein Sonntag, die Mutter war in der Kirche, zu Hause blieben das Kind und der protestantische Nazivater, dem der Gott der Barmherzigkeit schnurz war. Er ging um den Tisch herum, die Hände auf dem Rücken, und ich ging hinterher, die Hände auf dem Rücken.

Ich wusste nicht, warum er sich das Leben genommen hatte. Ich hätte nicht einmal sagen können, warum ich mir selbst das Leben nahm.

Oder nicht nahm.

Es war seltsam, dass es dafür einen Grund geben sollte. Als ob ein Suizid das Ergebnis einer logischen Operation wäre.

Einer verliebte sich, einer nahm sich das Leben. So in etwa.

Birgit und ich saßen im Park, auf dem Rasen. Wir waren beim zweiten oder dritten Sixpack. Wir sprachen über den Abend, an dem wir mit ihrer Clique im Kino gewesen waren.

Ich gestand, was während des Films in mir vorgegangen war.

Sie fragte, ob ich ihn denn gefunden habe.

Sie sagte, dass ich so früh den Vater verloren habe, das verleihe mir so eine Traurigkeit. So eine tiefe Traurigkeit. Das mache mich wahnsinnig sexy, sagte sie.

Ich hörte keine Ironie heraus. Ihr Blick machte klar, dass sie das ernst meinte.

Wir rutschten unter einen Busch und rammelten wie Kaninchen.

Ich sah hinunter auf die Fliesen. Ich sah den lädierten Zeh. Die Stauchung war kaum noch zu erkennen.

E-Jugend, Fußballtraining. Ich hatte immer gern Fußball gespielt. Fetti, Fetti, faule Sau. Ich war langsam und nicht besonders beweglich. Ich konnte nicht unvermittelt stoppen und Haken schlagen. Oft traf ich den Ball nicht richtig. Fetti, Fetti, faule Sau.

Wenn der Trainer nicht hinsah, rammte mir der Alphajunge den Ellbogen in die Rippen. Um eine E-Jugend-Mannschaft zu verstehen, brauchte es keine Soziologie. Biologie genügte.

Die Väter der anderen standen am Rand und feuerten ihre Söhne an. »Hau doch den Fetti um!«

Ich spielte für keinen anderen. Ich spielte für mich, also für niemanden.

Es war doch dasselbe Muster. Es war auf allen Fliesen dasselbe Muster.

Ich wollte das nicht.

33

Der Junge sagte: »Ich hab Durst.«

Ich sagte: »Wasser?«

Der Junge sagte: »Kann ich Cola?«

Ich sagte: »Haben. Komm mit, wir schauen mal.«

Wir schlichen raus in den Flur, die Teppichstufen hinunter.

Wir schoben die Tür zum Frühstücksraum auf. Wir ließen das Licht aus. Die Wirtin wohnte gleich nebenan, und ich wollte sie nicht auf uns aufmerksam machen.

Etwas irritierte mich, ein Ton aus dem Dunkel, doch ich konnte nicht ausmachen, woher er kam.

Der Junge sagte: »Hörst du das?«

Leiser Gesang. Die Stimme einer Frau. Ein alter Schlager.

Der Junge sagte: »Da!«

Auf der Anrichte strahlte ein rotes Lämpchen, das einzige Licht im Raum. Wir gingen näher. Neben dem Stapel mit den Frühstückstellern stand ein altes Kofferradio. Die Wirtin hatte vermutlich vergessen, es auszuschalten, als sie mit den Vorbereitungen fürs Frühstück fertig war. Oder sie wollte morgens ein Geräusch hören, wenn sie den leeren Raum betrat. ARD-Hitnacht.

Der Kühlschrank brummte den Bass dazu. Ich zog die Kühlschranktür auf. Der Junge nahm sich eine Flasche Cola vom Gitter. Er langte nach oben auf den Kühlschrank, wo der Flaschenöffner liegen sollte. Der Junge zog die Hand zurück, ohne Öffner, und sah mich an.

Ich ging durch den Raum und suchte die Tische ab. Heller Damast, darauf standen bereits die Kaffeetassen. Frühstücksteller, Messer. In der Mitte jedes Tisches stand ein geblümter Tischabfalleimer mit Schwingdeckelchen. Und eine Drahtgerbera.

Der Flaschenöffner lag am Rand des großen Tisches mitten im Raum. Ich ging hinüber, der Junge folgte mir. Ich nahm den Öffner und ging weiter. Der Junge kam mir nach. Wir umkreisten den Tisch.

Die Kühlschranktür stand immer noch offen. Das Kühlschranklicht erleuchtete die Wände. Aus dem Radio klang der nächste Schlager. Ich kannte diese Schlager nicht, ich kannte sie so wenig, wie ich klassische Musik kannte. Ein bisschen Punk, ein bisschen Ska, das war praktisch alles, was ich mir jemals an Tonfolgen gemerkt hatte. Und die Schlaflieder. Morgen früh, wenn Gott will, wirst du wieder geweckt.

Ich drehte mich zum Jungen. Er riss die Augen auf, das hieß: Warum guckst du? Er grinste.

Wir gingen um den Tisch herum, ich vorn, die Hände mit dem Flaschenöffner auf dem Rücken, der Junge ging mir nach, die Cola an die Brust gepresst.

Der Vater ging voraus, und ich ging hinterher. Im Esszimmer stand ein Kofferradio. Es spielte ein einziges Lied: »Ja Grüezi wohl Frau Stirnimaa, säged Si wie läbed Si, wie sind

Si au so draa? Grüezi wohl Frau Stirnimaa, säged Si wie läbed Si, wie gaht's dänn Ihrem Maa?«

Das Radio spielte ein einziges Lied, die ganze Zeit, und der Vater ging die ganze Zeit um den Tisch herum, und ich ging die ganze Zeit hinterher.

Das Lied war nicht auf Schwäbisch. Es war auch nicht auf Hochdeutsch. Es war in einer Sprache gesungen, die lustig klang. Einer Sprache, die ich zugleich verstand und nicht verstand.

Ich erinnerte mich an den Vater, der um den Esstisch herumging. Ich erinnerte mich daran, wie ich hinterherging. Der Vater trat einen Schritt zur Seite, in die Küche, er beugte sich über die Spüle und erbrach sich. Wenn der Magen leer war, war das Bier schnell wieder draußen. Dass er sich erbrach, beruhigte mich. Wer kotzte, tat sich nichts an.

Ich erinnerte mich daran, dass ich den Geruch viel später noch einmal in der Nase hatte, überraschend. Er kam aus dem Nachtisch in der Uni-Mensa, Weißwein-Gelee, der Nachtisch hatte ausgesehen wie Wackelpudding, deshalb hatte ich ihn mitgenommen. Als ich nach dem Essen mit dem Löffel hineinstach, war der Geruch von erbrochenem Bier wieder da und mit dem Geruch die Erinnerung an diesen Sonntagvormittag, und ich erinnerte mich an das Kofferradio, das immer nur ein Lied spielte, tagelang, wochenlang, jahrelang immer nur ein Lied, Grüezi wohl Frau Stirnimaa.

Und dann stand der Junge VOR mir. Er war umgedreht. Er hatte einfach die Richtung gewechselt.

Er sagte: »Grüß Gott.«

Wir drückten uns ohne Berührung aneinander vorbei, doch nach einer halben Runde um den Tisch stand er bereits wieder vor mir.

Ich gab ihm den Öffner.

Er gab mir die Cola.

Er drehte sich um und ging wieder los. Ich folgte ihm. Wir kreisten um den Tisch, der Junge ging mit festen Schritten voraus, den Öffner in der Faust, ich stiefelte mit der verschlossenen Cola hinterher.

Unsere Schatten wanderten an der Wand entlang. Wenn wir uns vom Kühlschrank entfernten, wurden sie kleiner, wenn wir in Richtung Kühlschrank gingen, wurden sie größer.

Es war so simpel, und doch hatte ich Mühe zu begreifen, was gerade passiert war.

Der Junge hatte einfach die Richtung gewechselt. Er ging voraus, ich ging ihm hinterher.

Im Radio lief der nächste Schlager, der wurde leiser, dann kündigte ein Sekundenpiepen die Nachrichten an.

Wir gingen wieder Richtung Kühlschrank, gingen noch näher heran, unsere Schatten waren riesig, sie hingen an den Wänden und an der Decke des Raumes.

Neben der Rezeption stand ein Werkzeugkoffer. Die Fliesen im Badezimmer oben waren alle gleich. Ich wollte das nicht.

Ich nahm den Blechkoffer und trug ihn hoch. Er war ganz leicht, oder ich war ganz stark.

Der Junge sagte: »Was machst du?«

Ich gab ihm die Cola. »Den Öffner hast du ja.«

Ich trug den Koffer ins Bad, schloss die Tür hinter mir und klappte ihn auf.

Die Fernsehwerbung nahm kein Ende. Durch die Tür hörte ich die auf lasziv getrimmten Stimmen der Telefonsexfrauen. Ich kannte die vulgären Bilder, die der Junge jetzt sah. Ich hatte sie hundertfach gesehen, wenn ich unterwegs war, auf Montage, bei Kongressen oder Vorträgen, und in der Nacht nicht einschlafen konnte.

Ich wollte den Jungen bitten umzuschalten, da ging die Reportage weiter. Überbreiter Schwertransport, zweiter Teil.

Der Werkzeugkoffer war randvoll mit Stiften. Wachskreiden und dicke Filzer in allen Farbnuancen. Warum? Die Kinder der Hotelbesitzerin. Sie sammelten ihr Zeug im Werkzeugkoffer. Ich bohrte die Finger zwischen die Stifte, kramte darin, ich hob die Stifte im Dutzend heraus und breitete sie auf den Fliesen aus.

Endlich hatte ich einen Fäustel in der Hand. Er hatte ganz unten gelegen, unter den Stiften.

Ich wog ihn in der Hand. Schwer genug, um alles kurz und klein zu dreschen. Anderthalb Kilo.

Ich legte den Hammer zur Seite und griff nach einem Filzstift.

Ein kurzer Strich, und die Fliese sah anders aus als die anderen Fliesen. Ich schob den Deckel auf den Stift.

Auf die nächste Fliese ein längerer Strich, in einer anderen Farbe. Zwei Striche, drei Striche, Wellen, Kreise. Ich malte ein Feuerwehrauto, Elefanten, ein Zebra, Giraffen.

Der Junge hatte, als er noch kleiner war, Elefanten immer gestreift gemalt. Niemand konnte erklären, wie er darauf gekommen war.

Ich malte Hintergründe, Sonnen, Monde, den Großen Wagen (mal wieder), Skylines ausgedachter Städte, Regenbögen.

Ein Stapel bunter Horizontalen: die Erdzeitalter.

Wüsten.

Meere.

Eine Insel mit zwei Bergen. Linien, die sich nach oben schlängelten.

Es klopfte. Der Junge sagte durch die Tür: »Bist du immer noch auf dem Klo?«

Ich sagte: »Komm rein.«

Der Junge zog die Tür auf.

»Wow.«

Er kniete sich auf die Fliesen und kramte in den Stiften. Er malte einen Drachen mit zwei Köpfen, grün und rot geschuppt.

Er malte eine Piratenflotte, über mehrere Fliesen hinweg, mit Kanonen bestückte Fregatten, die unter weit geblähten winzigen Segeln zum Waschbeckenhafen fuhren.

Ich setzte mich in die Dusche. Auf die Fliesen malte ich nackte Menschen. Menschen mit Glatze, mit langen Haaren, dürre Männchen, fette Männchen, kleine Pimmel, Riesenpimmel, Frauen jeder Größe und Form.

Der Junge beugte sich über mich und malte an die Köpfe der Figuren Hüte, ausladende Frisuren, Bärte, Riesenohren.

Wir bemalten jede einzelne Fliese.

Wir vergaßen die Zeit.

Als nirgends mehr Platz war, betrachtete ich, was wir geschaffen hatten. Die Künstler hatten ihre Botschaft in den letzten Winkel gemalt: »Es gibt uns! Wir sind! Wir sind!«

Ich schloss die Augen.

Ich wollte nichts mehr sehen.

34

Der Bruder: Dich hat sie so durchgeprügelt, dass ich auf die Knie gefallen bin und um Gnade gefleht habe.

Ich: Sie hat mich nicht geschlagen.

Der Bruder: Das war mir peinlich. Nur Arschkriecher und Mimosen betteln um Gnade.

Ich hatte den Grund für die Prügel vergessen. Ich hatte etwas gewollt, hatte es nicht bekommen und war von zu Hause abgehauen.

Am Morgen kam ich wieder.

Die Mutter wartete mit dem Gipserseil. In der einen Hand den Zettel mit meiner Forderung, in der anderen das Ende des Gipserseils.

Sie jagte mich durchs Haus. Im Bad lag ich auf den Fliesen. Sie raste. Sie deklamierte, was auf dem Zettel stand. Sie zog das Seil durch und peitschte.

Ich lag auf dem Boden, auf den Fliesen, auf denen der Vater gelegen hatte vor ein paar Jahren.

Sie peitschte und rief aus, was auf dem Zettel stand, und fluchte und peitschte. Ich sah sie über mir, ihr Gesicht wie im Schlaf, ihre Schreie von anderswoher.

Sie werde nicht so einen kleinen Baader heranziehen! Ich war elf, es war das Jahr 1977.

Als sie müde war vom Schlagen und Peitschen, sagte sie: »Geh in die Schule.«

Ich spülte im Waschbecken die Hose aus und die Unterhose, sie waren nass vom Urin, und hängte sie zum Trocknen über die Badewanne.

Dann kühlte ich die Striemen unter dem kalten Wasser. Ich zog frische Sachen an und ging zum Bahnhof. Zum Schienenbus.

Der Bruder: Ihr habt sieben Jahre lang kein Wort miteinander gesprochen.

Ich: Unsinn.

Der Bruder: Wenn du ihr was sagen wolltest, hast du es mir gesagt. Wenn sie dir etwas sagen wollte, hat sie es mir gesagt.

Ich: Sieben Jahre, das ist doch Märchenquatsch.

Der Bruder: Jeden Morgen stand der Teller mit dem Marmeladenbrot neben dem Herd, daneben die Brotdose für die Schule. Kein Wort. Du hast gesagt: Sag ihr, dass mir die neue Paprika-Lyoner schmeckt, und ich hab es ihr gesagt.

Ein paar Tage später stürmte die GSG 9 das entführte Flugzeug. Baader hatte sich umgebracht. Die Nachricht kam morgens im Radio. Die Mutter und der Bruder und ich, wir lagen uns jubelnd in den Armen.

Ich hatte den Grund für die Prügel nicht vergessen. Er war so läppisch, dass er mir peinlich war. So peinlich wie nach Gnade zu rufen bei den Angriffen des Vaters.

Die Katze hatte Junge bekommen. Seit der Vater tot war, hatten wir eine undeutsche Katze. Und seit der Großvater sanft geworden war, wurden die neugeborenen Katzen nicht mehr ersäuft, sondern weggegeben.

Diesmal hatte ich die Kätzchen behalten wollen, wenigstens eines. Ich hatte kein Gehör gefunden.

Ich hatte meine Forderung schriftlich niedergelegt.

Auf dem Zettel stand: Ich möchte die Kätzchen behalten, bitte. Ich komme erst wieder, wenn ich die Kätzchen behalten darf.

Ich war in den Wald gegangen und eine Nacht lang dort geblieben.

Ich hatte keine Hütte gebaut.

Ich war nicht geklettert.

Ich hatte auf einem Baumstumpf gesessen und bis zum Morgen gewartet.

Die zerbrochenen Kochlöffel, der Teppichklopfer im Besenschrank, die flache Hand, das Gipserseil: Wir erinnerten uns nicht an den Schmerz, nur noch an die Instrumente. Das dicke Kupferkabel.

Der Schmerz war nicht zu benennen. Seine Stärke resultierte aus der Kraft der Schläge und aus ihrer Frequenz. Sie resultierte aus dem Anlass, daraus, an welchem Ort die Schläge fielen, daraus, wer da schlug und was für ein Gesicht sie dabei machte.

Mich auszupeitschen, das war ihre Befreiung.

BGB, § 1631, Absatz 2:

Kinder haben ein Recht auf gewaltfreie Erziehung. Körperliche Bestrafungen, seelische Verletzungen und andere entwürdigende Maßnahmen sind unzulässig.

(Es gab jetzt dieses Gesetz. Vielleicht ging es wirklich voran.)

Ich öffnete die Augen.

Regenbögen. Wüsten. Meere. Menschen.

35

»Es gibt mich! Ich bin! Ich bin!«

Im Spiegel sah ich das Fragezeichen in meinem Gesicht.

Diese stille Ehrfurcht der Angekommenen, wenn sie glaubten, du seist jemand, der sich bereits körperlich behauptet hatte; jemand, der sich, wenn es sein musste, wieder prügeln würde; jemand, der jede Frau und jedes Kind und sogar sich selbst mit Fäusten zu beschützen wusste.

Ich feuchtete ein Handtuch an und wischte die Bemalung von ein paar Fliesen wieder ab.

Ich schuf helle Flecken und Wahrheit.

Die Tante war alt. Keine Dauerwellen mehr. Dünnes, lichtes Haar. Flaum auf den Schädelknochen. Ich besuchte sie.

Sie saß im Rollstuhl.

Sie lachte wie ein Säugling, als sie mich sah. Sie wandte den Kopf, um meine Stimme besser zu hören. Sie drückte meine Hände fest in ihren Händen.

Der Pfleger sagte: »Sie bekommt nichts mehr mit.«

Der Pfleger hatte keine Ahnung. Als die Tante starb, löste ich ihre Wohnung auf. Im Kühlschrank standen nur Gläschen mit Babybrei.

In einer Schrankschublade fand ich ein Fotoalbum. Ich blätterte darin, und dann sah ich das Foto.

Der Vater musste es ihr geschickt haben.

Er blickte mich an. Zumindest blickte er in meine Richtung.

Es war alles ganz anders gewesen. Er hatte mich angesehen. Das Foto war der Beweis.

Ich saß auf dem Tantenteppichboden vor der offenen Schrankschublade und starrte auf das Foto.

Sie hatten einen ganzen Farbfilm verknipst. 24 Fotos. Auf der Rückseite des Fotos war ein runder Stempel, verblichenes Lila. Foto-Meier.

Die Bilder, auf denen der Vater nach vorn sah, waren im Album der Familie gelandet. Das Haldolgesicht, der glasige Blick, die fettige Strähne, die über die Stirn hing. Daneben die Mutter und ich. Alle sahen in die Kamera.

Und dann war da dieses eine Foto, auf dem nur wir beide zu sehen waren, der Vater und ich.

Er blickte in meine Richtung.

Wir saßen auf einer Bank im Stuttgarter Zoo. Hinter uns Flamingos.

Er hatte DIESEN Abzug ausgesucht, um ihn seiner Schwester nach Norddeutschland zu schicken. Deshalb kannte ich das Foto nicht. Deshalb sah ich das einzige Foto, auf dem der Vater mich anblickte, erst viele Jahre nach seinem Tod, als ich, lange erwachsen, die Wohnung seiner kleinen Schwester auflöste.

Auf dem Boden lagen die offenen Stifte, farbige, parallele Geraden, dazwischen die weißen Deckel.

Ich sagte: »Wir machen eine Wanderung. Zieh dich an! Wir machen eine Wanderung.«

Der Junge sagte: »Eine Nachtwanderung?«

36

Die Straßenlampen waren abgeschaltet. Schon lange war ich nicht mehr durch so tiefe Dunkelheit gegangen. Die Sterne und der Sichelmond gaben gerade so viel Licht, dass wir nicht stolperten.

Links und rechts schienen sich Mauern zu erheben. Ich wusste, dass es hohe Hecken waren. Hinter den Hecken lagen Villen. Sie lagen dort, auch wenn wir sie nicht sahen.

Wir gingen mitten auf der Straße, wie durch einen trockenen Kanal.

Die Straße war leer. Die Autos standen in den Garagen. Sie standen dort, auch wenn wir sie nicht sahen.

Der Junge blieb stehen und schaute nach oben.

Er sagte: »Das sind echt viele.«

Ich nickte.

»Die sind ganz schön alt, oder?«

»Ja.«

»Dann sind das auch Fossilien, oder?«

Ja, dachte ich, das ist ganz altes Zeug. Altes Zeug hier unten, altes Zeug dort oben. Du bist nicht alt. Du hast noch alles vor dir. Deine Vergangenheit ist klein, und deine Zukunft ist riesig.

Ich legte den Arm um seine Schulter und küsste ihn auf die Stirn. Er drehte sich weg.

Ich sammelte mich. Die Trauer war verschwunden und mit ihr die Müdigkeit. An ihrer Stelle: Konzentration. Es kam mir vor, als seien Trauer, Müdigkeit und Konzentration am Ende ein und dasselbe Gefühl. Deshalb fiel es mir so schwer, mich zu sammeln. Ich wollte nicht traurig sein, und ich wollte nicht einschlafen. Ich wollte wach und am Leben sein.

Wir marschierten senkrecht auf den Hang zu, keine Serpentinen.

Noch stieg der Weg nur sachte an. Noch gingen wir im Schutz des Dorfes. Doch wir näherten uns seinem Rand. Wir passierten eine Garage. Es war eine Doppelgarage, wie alle Garagen in dieser Straße. Zwei breite dunkle Tore, dunkelschwarze Flecken in der hellschwarzen Nacht, zwei geschlossene Augenlider, rechteckig. Mahagoni, dachte ich.

Durch das Gartentor neben der Einfahrt erkannten wir ein Licht. In diesem Haus war jemand wach. Der treue Ehemann und liebevolle Vater war bereits wach, er trank in der Küche einen Kaffee im Stehen, während Ehefrau und Kinder noch fest in ihren Betten schliefen.

Noch ein Licht ging an, zwei Fenster weiter. Jetzt putzte sich der Mann im Bad die Zähne. Mir war, als hörte ich das Summen der elektrischen Zahnbürste. Gleich würde er aus dem Haus kommen und durch die Seitentür in die Garage gehen. Er würde in seinen Wagen steigen und mit einem Tastendruck das Tor öffnen. Er würde zum Flughafen fahren und losfliegen. Er würde nach Berlin fliegen, nach Brüssel, nach London. Am Abend würde er wieder zurück sein.

Vor ihm lag ein weiterer glücklicher Tag, ein weiterer Tag ohne Geschichte.

»Komm!«

Ich zog den Jungen weg.

Die Wohnstraße endete in einer Wendeplatte. Hier war das Dorf zu Ende. Hinter einer Schranke begann der Waldweg.

Wir sahen vor uns den Umriss eines kahlen Baumes. In der Krone schwebten große schwarze Kreise. Misteln hatten von dem toten Baum Besitz ergriffen.

Hinter uns hörten wir den Motor eines Autos. Das Auto entfernte sich.

Es war wieder still.

Wir waren im Wald.

Die Luft roch nach Pilzen oder nach Schimmel.

Der Weg wurde schnell steiler. Andere Wege zweigten ab, der Weg geradeaus wurde schmal. Wir gingen ihn weiter, senkrecht zum Hang.

Um was geht es? Keine Kurven! Direkt nach oben!

Der Waldweg verengte sich zum Trampelpfad. Wir gingen dicht hintereinander. Der Rucksack des Jungen war prall gefüllt. Ich wusste nicht, womit.

Ich sah auf ein Piratenschiff, das auf den Wellen hüpfte.

Wenn der Weg zu steil wurde, stützte ich den Jungen und schob ihn.

Mein Standbein rutschte weg, und ich fiel in den Dreck.

Dann wieder verlief der Pfad beinahe eben. Die Schritte

raschelten gleichmäßig durch das Laub. Der Wald dämpfte alle Geräusche.

Es knackte laut, wir zuckten zusammen und warfen die Köpfe herum.

»Was war das?«

»Ein Elefant. Ein württembergischer Wald-Elefant.«

»Die gibt es nicht.«

Der Junge war sich nicht sicher. Ich hörte es am Tonfall.

Der Trampelpfad verengte sich zu einem schmalen Strich. Wir balancierten durch Brennnesselmatten bergauf. Buchenstämme schossen senkrecht in den Himmel. Geknickte Bäume lehnten schräg im Wald. Wir sahen zwei schiefe Stämme, die sich gegenseitig stützten.

Der Junge verlor die Lust.

»Wie weit müssen wir noch?«

Ich zog ihn zur Seite, ins Unterholz, wir stolperten neben dem Weg her.

Ich rief: »Abenteuerpfad! Abenteuerpfad!«

Der Junge lachte.

Ich spielte Abenteuerpfad. Ich war ein guter Vater.

Wir gingen.

Wir standen auf einem Kalksteinfelsen und blickten zurück. Wir blickten über die Kronen der Bäume hinweg, über die vollen Spitzen der Fichten, die blattlosen Wipfel der Buchen, hinunter in die Ebene.

Der Junge zog die Trinkflasche aus dem Rucksack.

Ich hatte vergessen, Bier mitzunehmen.

Im Osten wurde es hell. Das waren die Minuten vor dem Sonnenaufgang. Das war die blaue Stunde, die bürgerliche Dämmerung. Bürgerliche Dämmerung, ich hatte es nicht glauben können, als ich den Begriff zum ersten Mal hörte. Mit der bürgerlichen Dämmerung endete der Tag, und mit der bürgerlichen Dämmerung begann er wieder.

Soziologie traf Astronomie.

Astronomie war noch besser als Geologie, noch weiter zurück. Bürgerliche Dämmerung und schwarze Löcher.

Da unten lag Mutters Heim der Vergesslichen, lag das Haus des leuchtenden Gipserseils, lag eine Stadt friedlich hinter einem Möbelmärktewall.

»Komm!«

Der Pfad stieg nicht mehr an. Wir waren oben.

Ein breiter Traktorweg führte durch den Wald. Im Boden verliefen zwei Rinnen, wir erkannten Spuren grober Reifen im verlehmten Kies, zwischen ihnen wuchs Gras.

Über den Bäumen leuchtete ein helles Himmelblau.

Um uns herum wucherte es grün in vielen Tönen, Helligkeiten, Kontrasten. Im Vordergrund war das Grün scharf und hart, weiter hinten weich und neblig.

Im Unterholz lagen vermooste Stämme. Das Moos verwandelte das Holz der Erde an.

Tiere kreuzten unseren Weg. Das waren die Geister all der Tiere, die ich überfahren hatte: Eichhörnchen, Marder, eine Kröte, ein Fuchs. Eine verwilderte Katze. Ein Rabe. Und noch überfahren würde.

Wo wenigstens gelegentlich die Sonne hinfiel, wuchsen Farne.

Farne, Farne, Farne.

Am Weg sprossen kleine Buchen, Buchenwinzlinge, dann wieder Farn.

Bäume waren umgestürzt und hatten ihre Wurzelscheiben aus der Erde gehebelt. Braune Halbkreise, die hilflos in die Luft ragten.

Die Farnwedel mit ihren Blättchen an den Blättern wuchsen so akkurat und selbstähnlich, als hätte ein paranoider Pedant versucht, seine Gedanken zu bannen. (Gott?)

Der Wald wurde bewirtschaftet, manchmal vergaß ich das.

Wir marschierten an Holzstößen entlang. Auf den Sägeflächen leuchteten Buchstaben und Ziffern.

Ich kletterte über Sträucher hinter einen Holzstoß, sodass mich vom Weg aus niemand sehen konnte. Ich zog den Reißverschluss auf.

Außer uns ging sowieso niemand hier entlang.

Der Junge stellte sich neben mich.

Ich sagte: »Pinkel dir nicht auf die Schuhe.«

Der Junge drehte sich zu mir.

Ich sagte: »Und mir auch nicht!«

Hier in der Nähe verlief die Wasserscheide. Ich wusste nicht, ob wir jetzt in die Donau oder in den Rhein pinkelten.

Wir wanderten an einem Zaun mit weiten Maschen entlang, dahinter reihten sich hellgrüne Fichtlein.

Wir waren sicher schon zwei Stunden unterwegs.

Ich drehte mich um.

Der Junge ging ein paar Schritte hinter mir, obwohl der

Weg längst wieder breit genug war. Ich ließ mich zurückfallen.

Jetzt gingen wir nebeneinander, jeder in seiner Reifenspur.

Der Junge schlug sich wieder ins Unterholz. Er wollte einen Stock suchen. Ich ging weiter. Dann stand er unerwartet vor mir, mit einem langen Ast in der Hand. Der Ast war mit glatter, grauer Rinde bezogen. Der Ast einer Buche.

Der Junge stieß den Stock bei jedem Schritt in die Erde. Der Stock war viel höher als er.

Ich dachte daran, wie ich den Jungen in den Kindergarten begleitet hatte.

Nach einer Woche sollte ich zum ersten Mal vor die Tür gehen, nur für fünf Minuten. Der Junge schrie und weinte.

Ein paar Tage später sollte ich fortgehen, für eine halbe Stunde.

Ich stand im Hof des Kindergartens. Ich hörte den Jungen schreien. Er schrie und weinte und hörte nicht auf.

Ich sah zum Jungen hinüber. Du bist aber groß geworden.

Ich erzählte dem Jungen, woran ich gedacht hatte.

Ich sagte: »Hattest du Angst?«

Der Junge sagte: »Nein. Ich war wütend. Ich war total wütend.«

Ich sagte: »Das ist gut! Das ist gut!«

Wir gingen.

Der Junge blieb stehen. Er hatte einen kleinen Wasserlauf entdeckt, der bergab lief, gleich neben dem Weg.

Er stocherte mit dem Buchenstock. Er zog halb verrottete Blätter aus dem Rinnsal. Er schob kleine Zweige zur Seite. Das Wasser floss schneller.

Der Junge sagte: »Warst du auch im Kindergarten?«

»Ja, schon.«

»Wer ist bei dir am Anfang dageblieben? Dein Papa oder deine Mama?«

Ich musste lachen. Die Vorstellung, mein Vater hätte stundenlang neben spielenden Kindern gesessen, war grotesk.

»Damals gab es das nicht. Die Kinder wurden gleich am ersten Tag einfach abgegeben.«

»Bist du mit ihm auch mal gewandert?«

»Ich glaube nicht.«

Wir gingen.

Ich sagte: »Wir sind zu Hause gewandert.«

Ich dachte wieder an diesen Sonntagvormittag, an dem ich mit dem Vater etwas unternommen hatte, eine Wanderung, nur wir beide, an dem ich dem Vater hinterhergegangen war, wieder und wieder, um den Esszimmertisch herum.

Wieder und wieder an der leeren grünen Liege vorbei.

Ich dachte an das Esszimmerfenster, an dem ich in jeder Runde vorbeimusste, und daran, wie die Gardine in meinem Luftzug wackelte.

Gardinen waren merkwürdig. Sie waren durchsichtig und undurchsichtig zugleich.

Hinter den Gardinen lag vermooster Rasen, dann kamen die Forsythien, dann ein Jägerzaun. Dahinter lag die schmale Straße.

Jeden Werktagnachmittag um kurz vor fünf fuhr Wolfgangs Vater vorbei. Er wendete auf der Kreuzung, bog nach links, stoppte, das Brummen des Motors ließ die Scheibe des Esszimmerfensters vibrieren, dann setzte er zurück, der Wagen sirrte hell, ein Stück die Straße hinunter, und fuhr rückwärts in seine Einfahrt und in die offen stehende Garage, sodass er am nächsten Morgen, ohne rangieren zu müssen, gleich wieder losfahren konnte.

Es gab nicht viel, auf das ich mich verlassen konnte. Doch auf den Ablauf des Gottesdienstes am Sonntag und auf das Sirren des Autos von Wolfgangs Vater jeden Werktagnachmittag war Verlass.

Wir traten aus dem Wald. Die Sonne stand über dem Horizont. Sie blendete.

Wir stapften über ein gepflügtes Feld, das sich bis zum nächsten Wald erstreckte. Der Junge bückte sich, fast kippte er vornüber wegen seines prallen Rucksacks, hob etwas auf und zeigte es mir. Es war ein abgebrochener Teufelsfinger, ein Belemnitenstückchen.

Der Junge fragte: »Wie kommen die nach oben?«

Ich sagte: »Durchs Pflügen.«

In Wahrheit war ich mir nicht sicher.

Kamen die Versteinerungen durchs Pflügen hoch? Oder war die Erde in Bewegung und wälzte sich fortwährend um?

Wir hörten ein leises Pfeifen. Am Himmel sahen wir ein weißes Segelflugzeug. Es stieg steil nach oben. Das Pfeifen kam vom Motor der Seilwinde – oder von der Luft, die an den Tragflächen entlangstrich. Wir hörten es nicht heraus.

Das Flugzeug stieg weiter. Nur wer davon wusste, erkannte das Schleppseil. Eine feine Linie, die fast mit dem Himmel verschmolz. Das Schleppseil klinkte aus, der Haken sank an einem kleinen Fallschirm senkrecht nach unten. Der Segler segelte davon.

Das Pfeifen war nicht mehr zu hören.

Jetzt fuhr ein Motorflugzeug übers Gras. Es zog einen Segler. Das Motorflugzeug hob ab, das Segelflugzeug folgte. Die beiden flogen im weiten Bogen, langsam immer höher, schließlich löste sich das Zugseil. Wer klinkte sich hier aus? Der Segler oder das Motorflugzeug?

Ich wollte weiter. Ich wusste nicht, wohin, doch ich wollte weiter.

Der Junge wollte noch den Flugzeugen zusehen. Er sagte: »Geh nicht! Ich möchte nicht allein sein!«

Ich wollte nur mit dem Jungen weiter.

Bleib hier.

Das Motorflugzeug setzte wieder auf. Hüpfend und mit den Flügeln wackelnd, rollte es aus.

Das Segelflugzeug glitt durch das Knallblau des Himmels zum Albtrauf hinüber. Es verschwand kurz hinter den Bäumen, dann wurde es vom Aufwind erfasst. Der hob es hoch und immer höher.

»Komm«, sagte ich.

Der Junge sagte: »Du musst erst ein Rätsel lösen!«

»Gut.«

»Die Mutter von Fritzchen hat drei Kinder: Tsching, Tschang und?«

»Tschong.«

»Falsch! Fritzchen!«

Er lachte.

Ich lachte und sagte: »Komm!«

Wir gingen weiter.

Der Junge sagte. »Wie kommen wir wieder zurück?«

Ich sagte: »Wir segeln.«

Der Junge rief: »Wir rennen zur Kante vor und springen! Wir breiten die Arme aus und segeln runter, und dann kommt ein Wind, und der trägt uns wieder hoch, und wir segeln nebeneinanderher!«

Der Steilhang der Alb warf seinen Schatten hinunter. Die Sonne hinter uns stieg schnell, der Schatten zog sich zurück, und eine helle Fläche schob sich auf uns zu wie eine befreundete Armee. Eine Armee, die die Ebene von der Nacht befreite.

Wir kamen an einen Spielplatz. Wir setzten uns auf die Bänke. Das waren geschälte Stämme, die man der Länge nach halbiert hatte. Auf der einen Hälfte konnte man sitzen, die andere Hälfte diente als Lehne.

Nirgends war ein Mensch zu sehen. Seit dem Aufbruch aus dem Hotel war uns niemand begegnet.

Ich hatte an nichts gedacht. Kein Bier, kein Essen. Wenigstens hatte der Junge seine Wasserflasche dabei.

Der Junge rannte zur Schaukel und schwang im Stehen zwei-, dreimal hin und her. Er ging in die Hocke, wenn die Schaukel zurückschwang, und wenn es nach vorn ging, stemmte er die Beine ins Brett. Dann sprang er wieder herunter. Er lief zur Rutsche. Er stieg auf das Ende der Bahn, die Hände fassten im schnellen Wechsel, links, rechts, links, rechts, den Rutschenrand. Als er oben war, warf er sich herum und sauste hinunter.

Der Platz war voller Feuerstellen. In der feuchten Asche lagen Stückchen von Holzkohle und angekokelte Scheite. Am Rand stand ein großes Klettergestell aus grobem Holz.

Der Junge kam wieder zu mir. Er schnappte seinen Rucksack und zog zwei Brötchen heraus. Er steckte immer ein Brötchen ein, wenn wir den Frühstücksraum verließen.

Ein Brötchen gab er mir. Dann holte er eine Dose Bier aus dem Rucksack.

»Ich hab noch zwei dabei, wenn du willst«, sagte er.

Der Junge biss ins Brötchen. Ich zog das Bier auf. Es gefiel mir nicht, dass er an mein Bier dachte, doch die Gier war stärker. Und das gefiel mir auch nicht.

»Drei mal null Komma fünf?«

»Das haben wir noch nicht.«

»Drei mal ein halb, das musst du doch wissen!«

»Das haben wir noch nicht!«

Er zog seine Kletterseile aus dem Rucksack.

Ich schrie den Jungen an: »Das ist eineinhalb, das musst du doch wissen!«

Der Junge schrie: »Das haben wir noch nicht!«

Er weinte. Er rannte los.

Ich rief: »Bleib hier!«

Der Junge rannte zu einer alten Buche und kletterte hinauf.

Das Bier schlug an. Ich hatte nicht geschlafen, der Magen war leer.

Der Junge saß weinend im Baum.

Ich kramte die zweite Dose aus dem Rucksack des Jungen und zog sie auf.

Der Junge stand auf einem Ast.

Er wickelte das Seil um den Hals. Er starrte mich an, frech, provozierend. Er wollte mich erschrecken.

Ich rief: »Nicht um den Hals!«

Er stand jetzt freihändig auf dem Ast. Dann schwankte er.

Er rutschte aus. Oder er sprang.

Er fiel.

Er hing am Seil.

Die Beine schlugen in der Luft.

Die Füße traten ohne Ziel. Ohne Ball.

Unter uns verlief ein Tunnel von Rheineuropa nach Donaueuropa, er durchbohrte die Zeiten, er durchbohrte die Vergangenheiten, er bohrte sich da vorn in Rheineuropa in den Stein, und dahinten in Donaueuropa kam er wieder heraus. Dahinten würden bereits morgen die Eisenbahnen aus dem Berg schießen mit dreihundert Kilometern in der Stunde, sie würden vom Abend in den Morgen rasen, von Paris nach Bratislava, und sie würden fünf Minuten früher in Bratislava sein als heute.

Das Seil am Hals des Jungen löste sich.

Der Hals rutschte aus der Schlaufe.

Der Junge fiel zu Boden.

Der Junge lag auf der Erde, reglos.

So weit waren wir gekommen.

37

Im Vlies klebte ein schwarzer Klumpen. Ich drückte den Daumen hinein. Der Klumpen klebte wie Sekundenkleber. Ich tunkte ein paar Zellstofftücher in das Wasser, das in einer Plastikschüssel am Rand des Wickeltisches stand. Ich wischte den Po ab. Das Mekonium blieb kleben. Ich tupfte den Po trocken, dann zog ich ein Öltuch aus der Packung.

Das Baby blickte in die Ferne. Es wackelte mit dem winzigen Kopf. Mal blickte es durch mich hindurch, dann blickte es an mir vorbei.

Ich sah das Ohr und dachte zum ersten Mal: So weit sind wir gekommen.

Das war alles unbekannt. Das war eine Welt, die es schon immer gegeben hatte, neben der bekannten Welt, und jetzt ging ich hinüber.

DIE GROSSE BRILLE sagte: »Die Mediziner sagen, sie haben am Hals des Jungen ein älteres Hämatom gefunden.«

DIE GROSSE BRILLE sah von ihren Unterlagen auf, gleichmütig.

Sie sagte: »Die Mediziner sagen, es stamme ebenfalls von einer Strangulation.«

Der Riesentraktor rumpelte aus der Einfahrt, ich stieg auf die Bremse. Die Reifen quietschten, die Gurte schlugen an. Die Schürfwunde am Hals des Jungen.

Ich sagte: »Der Junge will immer vorn sitzen.«

Der Junge nahm nach der Geburt nicht zu. Die Hebamme ordnete an, dass er ununterbrochen gefüttert werden müsse. Immer, wenn er wach war, musste er gefüttert werden.

M. pumpte die Milch in Fläschchen ab, und wenn sie schlief, fütterte ich das Kind. Ich durfte ihm das Fläschchen nicht direkt geben, denn die Hebamme befürchtete, er würde dann die Brust ganz verweigern. Sie sprach von »Stillverwirrung«, die nicht eintreten dürfe.

Als die Hebamme fort war, lachten wir über das Wort.

Doch wir folgten ihrem Rat.

Ich lag mit dem Kind auf dem Bett und drückte die Milch aus einer Pipette. Sie rann an meinem kleinen Finger hinab, die Fingerspitze berührte den winzigen Mund des Kindes, und das Kind schluckte Tropfen um Tropfen. Mir fielen die Augen zu, doch unglückliches Knurren weckte mich wieder.

Der Junge war erst ein paar Tage alt, da bekam er hohes Fieber. In der Nacht betraten wir die Intensivstation. Gedämpftes Licht. Ein kleiner Raum mit Terrarien, in denen die Neugeborenen lagen. Aus ihren Köpfen wuchsen dünne Schläuche. An der Wand hingen Monitore. Vor den Terrarien saßen Männer und Frauen und schwiegen. In den Gesichtern standen Angst und Unverständnis.

Manchmal fiepten die Monitore. Dann wieder flüsterte eine einzelne Stimme.

Nach einer Woche war das Fieber vorbei. Ich hatte nicht gebetet.

Ich sagte: »Warum haben Sie mir die Schnürsenkel abgenommen?«

DIE GROSSE BRILLE sah mich an.

Ich kannte die Antwort.

Ich sagte: »Was ist mit dem Jungen?«

Ich betrachtete die Reihen der Aktenordner in den Regalen. Ich teilte sie in Gruppen, immer drei, immer vier. Wenn es nicht aufging, war etwas Schlimmes passiert.

An der Wand hing ein Kalender der Gewerkschaft. Sprüche aus dem Kopierer. Wir sind hier auf der Arbeit, nicht auf der Flucht.

Ein klobiger Computer. Ein altes Telefon. Bürostühle mit dünnen Polsterkissen.

Die Polizeireviere waren ebenso armselig ausgestattet wie die Büros in den Universitäten.

Ich sagte noch einmal: »Was ist mit dem Jungen?«

DIE GROSSE BRILLE sagte: »Das kann ich Ihnen nicht sagen.«

Sie verfolgte eine Strategie, die ich nicht durchschaute.

Ein paar Wochen nach der Geburt, ich hatte gerade den Einkauf bezahlt, Obst, Gemüse, Nudeln, Bier, sah ich am Ende des Kassenbands einen Stapel Postkarten. Man konnte eine Reise nach St. Petersburg gewinnen, fünf Tage inklusive Flug und Übernachtung, für zwei Personen. Ich steckte eine Karte ein. M. hatte ein merkwürdiges Glück bei solchen Preisausschreiben. Fünf Tage St. Petersburg, zu Beginn des Sommers, während der Weißen Nächte, ich freute mich schon darauf.

Dann fiel mir ein, dass jetzt der Junge auf der Welt war.

Ich hatte es einfach vergessen.

Man konnte das also vergessen, für kurze Zeit. So wie man vergessen konnte, dass einer gerade gestorben und für immer fort war.

Wir waren sehr müde.

Wir waren sehr glücklich.

Die Köpfe im All.

M. ging bald wieder in die Kanzlei. Abends kam sie mit einer Isoliertasche nach Hause, darin klapperten Kühlakkus gegen die Fläschchen mit der Milch, die sie während des Tages abgepumpt hatte.

Sie übernahm das Baby, und ich kümmerte mich um das Abendbrot.

Der Junge lag auf der Erde. Das Seil hing über den Ast.

Die Enden baumelten herab und schwangen hin und her.

Ein Ende wurde länger. Erst langsam, dann schnell.

Dann glitt das Seil vom Ast, fiel zu Boden und ringelte sich neben dem Kopf des Jungen.

Ich wusste nicht, was danach passiert war. Danach war nichts passiert. Danach saß ich hier am Tisch.

»Was ist mit dem Jungen?«

»Das kann ich Ihnen nicht sagen.«

Der Junge regte sich nicht. Ich überlegte, ob ich ihn zurücktragen sollte, den Hang hinunter ins Hotel. Ich hatte Furcht davor, ihn zu bewegen. Wenn er sich beim Sturz den Rücken verletzt hatte, durfte ich ihn nicht bewegen.

Ich tastete nach der Dose. Die Fingerspitzen fühlten den Pagenschnitt der Frau, das Gesicht, die Zigarette. Ich hatte aufgehört zu rauchen, als M. mit dem Jungen schwanger war.

Wenn ich jetzt das Telefon aus der Dose holte, war alles vorbei.

»Was mit dem Jungen ist, will ich wissen!«

DIE GROSSE BRILLE sah mich an und schwieg.

Ich schaltete das Telefon ein.

Ich musste einen Moment an etwas anderes denken, dann fiel mir der Code wieder ein. Ich entsperrte das Telefon.

Ich sah auf das Display. Zweihundertdreißig ungelesene Nachrichten. Ich war wieder in der Welt.

Dann tippte ich 112.

Die meisten Nachrichten waren von M.

Später holten mich zwei Beamte in Zivil aus der Notaufnahme. Sie waren freundlich. Sind Sie Herr Sowieso? Kommen Sie bitte mit.

Die Nabelschnurschere, das Steinchen vom Friedhof, das Telefon, die Dose.

DIE GROSSE BRILLE legte auf die Resopalplatte, was sie bei mir gefunden hatten.

Die Schere war dunkelbraun vom getrockneten Blut.

DIE GROSSE BRILLE sah mich auffordernd an: »Um was geht es?«

Ich sagte: »Hab ich doch erzählt.«

DIE GROSSE BRILLE sagte: »Sie sagen mir nicht alles.«

Sie sagte: »Die meiste Zeit sagen Sie gar nichts.«

Ich redete in Gedanken. Hing den Legenden nach, den Lügen, dem Bla.

Manchmal sprach ich aus, was mir durch den Kopf ging.

Ich sagte: »Wir haben hier Urlaub gemacht. Der Junge hat Ferien. In Berlin sind Ferien. Ich bin hier aufgewachsen. Es war ein Unfall.«

Es war egal, ob sie mir glaubte. Wenn dem Jungen etwas passiert war, war alles andere egal.

Der Bruder sagte: Bring dich endlich um. Warum bringst du dich nicht um?

Ich sagte: Sie haben mir die Schnürsenkel abgenommen. Was ist mit dem Jungen?

Der Bruder: Das kann ich dir nicht sagen.

DIE GROSSE BRILLE sagte: »Ihr Bruder.«

Ich sagte: »Was ist mit dem?«

Was er eigentlich von Beruf sei.

Ich sagte: »Steinmetz. Der letzte Steinmetz, der die Schrift noch mit der Hand haut.«

Ich sagte: »Das können Sie an der Nut der Buchstaben erkennen. Heutzutage ist die Nut unten immer rund, wie ein U. Das kommt von der Fräse. Der Stein wird unter die Maschine gelegt, und die fräst die Wörter hinein, vom Computer gesteuert.«

Wo der Bruder jetzt sei.

Ich sagte: »In den Buchstaben, die man von Hand haut, mit Fäustel und Eisen, läuft die Nut unten spitz zu, wie ein V.«

Wo der Bruder jetzt sei.

»Er liegt auf der Krim.«

DIE GROSSE BRILLE sagte: »Sie haben keinen Bruder, nicht?«

Ich sagte: »Er liegt auf der Krim.«

DIE GROSSE BRILLE sagte, wieder mit diesem gleichmütigen Blick, der mich beruhigen sollte: »Sie haben keinen Bruder.«

Ich sagte: »Er ist die Kellertreppe hinuntergefallen.«

DIE GROSSE BRILLE rückte ihren Stuhl zurecht.

Ich sagte: »Er ist überfahren worden, von einem Auto.«

DIE GROSSE BRILLE schrieb etwas auf.

»Direkt vor unserem Haus. Das Auto ist rückwärtsgefahren, der Nachbar hat ihn nicht gesehen.«

DIE GROSSE BRILLE wälzte einen Stoß Papier von einer Seite des Ordners auf die andere. Sie drückte kräftig auf den Klemmer. Sie klappte den Ordner zu.

Sie nahm die Brille ab, klappte die Bügel zusammen und legte sie auf den Ordnerdeckel. Die Gläser verzerrten nicht das grau-schwarz melierte Muster. Sie wirkten dünn, fast wie Fensterglas.

Ich sagte: »Ich war mit den Alten immer allein. Sobald die Haustür zufiel, war ich mit den Alten allein.«

Der Bruder sagte: Sie wollte nicht länger. Sie hatte die Scheidung schon eingereicht.

Ich dachte: Sie hat sich befreit.

Der Bruder sagte: Das hat ihm über die Schwelle geholfen.

38

Das Baby zog die Knie an, streckte die Arme hoch und kippte zur Seite, in den Stapel von Spucktüchern. Noch einmal.

Ein Ferienhaus in der Uckermark. Kein Wald, kein See, nicht weit von der Oder. Der Laden hatte von acht bis zwölf und von 15 bis 18 Uhr geöffnet. Samstags gab es frische Brötchen, vom Bäcker ein paar Dörfer weiter.

Der Junge schrie im Kinderwagen.

Die Kassiererin: »Macht doch nichts!«

Schaute in den Wagen und sagte: »Haben wir selten genug hier.«

Dann schob ich den Wagen durchs Dorf. Sandstreifen, Kopfsteinpflaster. Der Junge schlief ein, verschlief die Störche und die Hunde. Alte Damen blickten in den Kinderwagen und hielten ihn für ein Mädchen, weil er einen roten Strampler trug. Ich berichtigte die Damen nicht.

Im Laden lag im untersten Regal genau eine Packung Windeln. Die Plastikfolie war matt. Mit dem Finger zeichnete ich ein Gesicht in den Staub.

Scherenschnitt auf Oderdeich. Mann, Frau, Kinderwagen.

39

Ich lag auf einer Schaumgummimatte. Die Beine angezogen, die Arme um die Knie.

Ich sah das Fenster. Ein Block aus Milchglas. Dahinter bewegte sich manchmal ein Schatten, doch ich konnte nicht erraten, was das war. Ein Passant. Ein Ast im Wind. Eine Wolke.

Die Wand war mit Glasfaser tapeziert. Ocker. Die Tapete schien noch neu, ohne Kratzer, ohne Kritzeleien, ohne jede Spur einer Hand oder einer Schuhsohle. Wenn ich die Augen schloss, glaubte ich, ich könne noch die frische Farbe riechen. Polyurethanlack.

Ein neues Bücherregal, ein neuer Stuhl, ein kleiner Schreibtisch, alles unbenutzt und leer. Alles Birkenfurnier. Ein Zimmerchen, in dem ich eingesperrt und frei, ganz ohne Geschichte war.

Kein Vater, kein Junge. Nur Ocker und Birkenfurnier.

Mein Leben endete, wie es begonnen hatte. Der Junge war tot. Ich war zu Hause.

Trauer, Müdigkeit, Konzentration, das war meine Heimat. Hier gehörte ich dazu.

Ich wusste nicht, ob er ausgerutscht oder ob er gesprungen war.

Seit einer Woche trug ich dieselbe Hose. Eine dunkle Jeans, trotzdem sah man den Dreck. Speckig gewordene Bierkleckse, Grasflecken, Streifen von Erde. Die Hose saß zu locker auf der Hüfte. Sie hatten mir den Gürtel abgenommen.

Ich sah auf meine Füße. Die Schuhe schlenkerten um die Knöchel. Blanke Ösenreihen.

Auch die Brille hatten sie mir abgenommen.

Über dem Waschbecken war eine Stahlplatte in die Wand eingelassen, poliert, das war der Spiegel. Nichts, das man zu Scherben schlagen konnte.

Ich sah nirgends eine Steckdose.

In dieser Zelle durfte niemand seine Verzweiflung beenden.

40

Warum hast du mich verlassen.

41

Mich dürstet.

42

Wenn er gähnte, musste ich gähnen.

Wenn ich gähnte, musste er nicht gähnen.

Er sagte: »Mama.«

Er sagte: »Papa.«

Er sagte: »U-Bahn.«

Der Junge setzte einen Fuß vor den anderen, vorsichtig, wacklig. Er wollte auf dem Gehweg nicht an der Hand gehen, ich ließ ihn los. Er stolperte und stürzte in Scherben. Er blutete an der Stirn.

Im Einkaufszentrum rempelte den Jungen ein dicker Mann mit seiner dicken Tasche um und ging weiter. Der Junge rappelte sich hoch. Er weinte nicht. Er sah sich um, erstaunt, wie jemand, der noch nicht wusste, dass es böse Menschen auf der Welt gab.

Er rannte mit dem Laufrad über den Gehweg. Freiherr von Drais. Er stürzte. Ich pustete.

Ich schmierte das Pausenbrot für den Kindergarten. Eine Aufgabe, die ich M. abgerungen hatte. Schnittbrot, Butter, Käse, Salatblatt. Ein halber Apfel, geschält und geachtelt.

Der Junge wünschte sich eine Feuerwehr. Ich versprach ihm, dass er nach der Polypenoperation eine bekommen würde.

Ich kaufte eine Lego-Feuerwehr. Ein roter Laster mit Leiter, eine kleine orangefarbene Flamme, zwei Feuerwehrmänner mit Helmen. Einer mit dunklem Gesicht und einer mit hellem. Ich sagte zum Jungen, der eine heiße Herr Meier und der andere Herr Schmidt, damit wir, wenn wir mit der Feuerwehr spielten, nicht »der Schwarze« und »der Weiße« sagen mussten.

Der Schwarze war »Herr Schmidt«, das Sch war die Eselsbrücke. Der Junge nannte die beiden von Anfang an nur beim Namen. Er schien die Hautfarben nicht wahrzunehmen.

Vielleicht war es möglich, sich zu befreien.

Auf dem Weg zum Kindergarten hing ein Plakat in einem Hauseingang, darauf war ein grinsender Clown gemalt. Der Junge sagte, Clowns gehörten erschossen.

Er malte die Geburt eines Seepferdchens. Gelb der Sand, hellblau das Wasser darüber. Wir waren im Aquarium gewesen und hatten ein schwangeres Seepferdchen auf dem Boden liegen sehen. Bei den Seepferdchen wurden die Männchen trächtig.

Der Junge sagte, er wolle seinen besten Freund heiraten. Ich erklärte ihm, dass er das machen könne, wenn er erwachsen sei. Der Junge sagte, er wolle eine Frau sein, wenn er erwachsen sei. Ich sagte, auch das sei möglich.

Wir saßen in der U-Bahn. Die Augen der Dame gegenüber hörten auf, über die Zeilen ihres Telefons zu flattern. Ich sagte zum Jungen, wir sollten uns etwas leiser unterhalten, denn wir könnten die anderen Leute stören.

Der Junge sagte, er wolle dann Kinder bekommen. Ich erklärte ihm, dass das nicht gehe. Er könne zwar, wenn er das wirklich wolle, eine Frau sein, doch Kinder bekommen, das könne er nicht. Der Junge brach in Tränen aus.

Ich war mir nicht sicher, ob das nicht doch ging.

Ich sagte: Bis du groß bist, geht das bestimmt. Der Junge hörte auf zu weinen.

Die Dame gegenüber las weiter auf ihrem Telefon. Vielleicht schüttelte sie auch nur den Kopf.

Das Plakat mit dem Clown vergilbte, bald hing es in Fetzen herunter, irgendwann war es verschwunden. Das Plakat war fort, doch noch lange sagte der Junge, wenn wir an dem Hauseingang vorbeigingen, Clowns gehörten erschossen.

Ich versuchte, die Steppdecke zu zerreißen. Das Gewebe war zu fest. Ich versuchte, sie zu zerbeißen.

Ich zog mein T-Shirt aus und riss es in Streifen. Ich drillte die Streifen und knotete sie aneinander. Ich zog daran. Das Seil riss.

Ich knüllte die Decke zusammen und warf sie auf die Erde. Ich musste geduldig sein. Beharrlich. Es würde sich eine Gelegenheit zeigen. Ich legte mich auf die Pritsche, zugedeckt mit nichts als mir selbst.

Wir backten Waffeln. Der Junge stand auf dem Küchenhocker und siebte das Mehl. Er spannte den Griff des Mehlsiebs, die Drahtfeder verkantete sich.

Ich sagte: »Loslassen, dann geht's wieder.«

Ich führte ihm die Hand beim Aufschlagen der Eier.

Ich führte ihm die Hand, als er den Teig mit der Schöpfkelle ins Waffeleisen goss.

Ich war ein guter Vater, indem ich eine gute Mutter war.

Wo denn die Menschen seien, die nicht mehr am Leben waren, fragte der Junge. Bevor ich antworten konnte, sagte er: Die sind alle in die Bücher hineingestorben.

Ich schlief ein.

Ein Mann beschriftete das Stammbaumkästchen des Vaters.

Der Nacken des Mannes sah aus wie mein Nacken. Ich dachte im Traum, dass ich eigentlich nicht wissen konnte, wie mein eigener Nacken von hinten aussah.

Der Mann malte ein Sternchen, ein Datum, eine Schlinge, ein Datum.

Ich dachte: Das darf der nicht.

Der Mann erriet, was ich dachte. Ich hörte, wie er sagte: Ich darf das, ich bin es ja selbst.

Eine Tür schepperte. Der Mann war rausgegangen. Ich wachte auf.

Wieder schepperte eine Tür, draußen im Flur.

Ich hörte Schritte.

Ein Schlüssel wurde in die Tür geschoben.

43

M. ging nicht ans Telefon. Heute war Gerichtstag. Der Vorsitzende vernahm zur Person, der Staatsanwalt verlas die Anklage, ihr Telefon vibrierte, sie sah die Anrufe und konnte sie nicht annehmen.

Ich war jedes Mal erleichtert, wenn endlich die Mailbox ansprang.

Ich tippte noch einmal auf ihren Namen.

Ein knappes Ja. Das war keine Frage, das war eine Aufforderung.

Ich hörte, wie in der Ferne Stimmen hallten und wie die großen Türen schlugen. M. stand auf dem Flur.

Ich sagte, dass ich es sei.

Dass sie ja Bescheid wisse.

Dass alles in Ordnung sei. Der Junge habe sich den Arm gebrochen.

Sie fragte, was in diesem Kontext denn »in Ordnung« heißen solle. Sie fragte, ob ich jetzt völlig irre geworden sei.

Sie durfte nicht richtig schreien, auf dem Flur des Gerichts.

Sie rief, dass er sich den Arm gebrochen habe.

Ich sagte Ja.

Sie rief, dass er bewusstlos gewesen sei.

Ich fragte, wer denn so etwas sage, obwohl ich die Antwort kannte. Ich sagte, das sei nur wegen des Schocks gewesen.

Sie rief, dass die Polizei das sage und das Krankenhaus. Dass die sie angerufen hätten. »Was glaubst du denn?« Sie fragte, was ich denn glaube. Sie rief, dass sie mich nicht erreicht habe. Dass ich mich nicht gemeldet hätte. Sie habe die Polizei angerufen. »Was glaubst du denn?« Was ich denn glaube. Sie wisse doch nicht, wie ich drauf sei. Sie wisse doch nicht, was ich vorhätte. »Ich weiß doch nicht, was du vorhast!« Sie fragte, warum ich nicht angerufen hätte, tagelang.

Ich sagte, ich hätte die Codenummer vergessen.

Sie fragte, welche Codenummer.

Ich sagte, die Codenummer des Telefons. Die PIN oder SIM oder PUK oder wie die heiße.

Sie rief, die heiße PIN.

Ich sagte, ja, die PIN. Ich hätte meine PIN vergessen.

Sie rief, dass meine PIN mein Geburtsdatum sei. Sie fragte, ob ich allen Ernstes behaupten wolle, dass ich mein Geburtsdatum vergessen hätte.

Ich sagte, dass ich nicht mein Geburtsdatum vergessen hätte, sondern dass ich vergessen hätte, dass mein Geburtsdatum auch meine Codenummer sei.

Sie rief, sie habe sich Sorgen gemacht. Sie wisse doch nicht, wie ich drauf sei. Sie wisse doch nicht, was ich vorhätte. »Ich weiß doch nicht, was du vorhast!«

Ich sagte, dass es mir leidtue. Dass es mir wirklich leidtue. Ich sagte: So ein Scheiß. Dass ich nichts vorhätte. Dass ich doch nichts vorhätte. Ich fragte, was ich denn hätte vorhaben sollen.

Sie rief, dass sie das doch nicht wisse.

Ich sagte, dass ich wirklich nicht gewusst hätte, dass sie sich solche Sorgen mache. Dass es doch nur ein paar Tage gewesen seien. Dass es mir leidtue.

Sie sagte, dass sie herkomme. Der Flieger gehe um zehn, dann sei sie mittags da.

Ich sagte, sie brauche nicht zu kommen. Ich fragte, wozu sie denn kommen wolle. Es sei ein einfacher Bruch, da könne sie doch auch nichts machen. Dem Jungen gehe es gut. Ich sagte, wir kämen nach Berlin. Wir kämen nach Hause.

Sie sagte, ich solle ihr den Jungen geben.

Der Junge stand am Fenster und sah hinüber zur Blautanne.

Ich gab ihm das Telefon. Er war es nicht gewöhnt, das Telefon in der linken Hand zu halten.

Der Junge sagte: »Nein. Nicht so schlimm.«

Er sagte: »Ich hab nicht aufgepasst.«

Er sagte: »Nein. Nicht so schlimm.«

Er sagte: »Ich will noch in das Museum.«

»Das mit den Sachen von den Steinzeitmenschen.«

»Ich weiß nicht. Vielleicht morgen.«

»Ich dich auch. Tschüs.«

Der Junge gab mir das Telefon zurück.

M. sagte: »Wann kommt ihr?«

Ich sagte: »Morgen. Morgen Abend wahrscheinlich.«

Sie sagte: »Mit dem Flugzeug?«

Ich sagte: »Nein, den Flug haben wir ja verpasst.«

Sie sagte: »Am Mittwoch kommt Oksana.«

Ich sagte: »Ja.«

Sie sagte: »Wie geht es dir?«

Ich sagte: »Müde. Ich freu mich auf zu Hause. Und dir?«

»Besser.«

»Das ist gut.«

»Dann bis morgen.«

»Bis morgen.«

»Bis dann!«

»Bis dann!«

»Bis dann!«

»Bis dann!«

»Ich leg jetzt auf.«

»Ich auch.«

Die Köpfe im All.

44

Hinter einer Scheibe lag ein großer Stößel, dunkelbraun.

Der Junge sagte: »Was ist das?«

Es hätte wirklich der Stößel eines Mörsers sein können. Für Körner oder für Kräuter.

Ich sagte: »Ein Penis. Ein Modell von einem Penis. Das haben die Steinzeitmenschen gemacht.«

»Der ist groß!«

Es war mir unangenehm, dass der Junge so laut sprach.

Ich ermahnte ihn nicht. Er durfte meine Verklemmtheit nicht erben.

»Sexy« hatte Birgit gesagt. Ich sei »sexy«. »Sexy«, das war der Titel einer Illustrierten mit nackten Frauen. Wir sammeln hier / Ihr Altpapier. Wolfgangs Vater schickte uns jede Woche los, um sie zu kaufen. Die Illustrierte lag dann auf dem Teppichfilz neben dem Sofa. Wolfgangs Vater, im Unterhemd, der Bauch quoll durch die Hosenträger, saß vor dem Fernseher, eine hyperrealistische Skulptur aus Kunstharz und Fiberglas.

Wenn ich heute daran dachte, kam es mir vor, als erinnerte ich mich an den Besuch einer Kunstausstellung. Das ganze Wohnzimmer eine Installation.

Was war der Zweck dieser Installation?

Sollte sie die Ressentiments der Bildungsbürger entlarven?

Oder bildete sie diese Ressentiments einfach ab und bestärkte sie?

Wenn Wolfgangs Vater seine Ausstellung verließ, wenn der hyperrealistische Wanst zu seiner hyperrealistischen Arbeit fuhr, blätterten wir in der Zeitschrift und betrachteten schweigend die Fotos. Wolfgangs Vater hatte die Angewohnheit, mit dem Kreuzworträtselkuli riesige Penisse zu zeichnen, die auf die Schöße der nackten Frauen zielten.

Die Kritzeleien ließen andere Fantasien nicht zu.

Wolfgang waren die Zeichnungen peinlich. Er ekelte sich vor seinem Vater. Ich beneidete ihn um diesen Ekel und um diese Klarheit.

Birgit. Unser Verhältnis ging nach anderthalb Jahren abrupt zu Ende. Ich hatte immer angenommen, ich sei Waage, doch eigentlich war es mir egal. Ich hatte am 23. Oktober Geburtstag, wie Pelé. Das war der Tag, an dem das Sternzeichen wechselte, von Waage auf Skorpion.

Birgit sagte, ich könne durchaus Skorpion sein, sie sehe einige Indizien, die dafür sprächen.

Sie wollte die exakte Uhrzeit der Geburt wissen, auf die Minute genau. Sie drängte, bis ich endlich die Mutter fragte.

Birgit berechnete auf Grundlage von Uhrzeit, Längen- und Breitengrad ein exaktes Horoskop.

Das Ergebnis war erstaunlich: Mit dem Kopf sei ich noch Waage, doch mit dem Steiß sei ich bereits Skorpion.

Birgit sagte, sie könne damit nicht umgehen. Sie wisse nicht mehr, wie sie mich einschätzen solle.

Zwar sei ich durchaus wie die Waage zur Harmonie in der Lage, ich sei auch meistens geduldig, doch wenn die Geduld über längere Zeit erfolglos bliebe, erlebe sie mich als ungeduldig wie einen Skorpion, mitunter als geradezu aggressiv. Solange die Zuneigung frisch sei, sei ich liebevoll, doch wenn die Liebe andauere, schienen Nachlässigkeit und Egoismus von mir Besitz zu ergreifen. Ich wechsele sozusagen während der Beziehung das Sternzeichen, wofür ich nichts könne, das sei durch den ungewöhnlichen Zeitpunkt der Geburt quasi so angelegt, doch eine solche Transformation stelle nun einmal für jede Liebe eine große Belastung dar.

Dann werde hin und wieder sogar die Wechselhaftigkeit des Luftzeichens, sie meinte die Waage, ohne jede Warnung von der Kompromisslosigkeit des Wasserzeichens, sie sprach vom Skorpion, abgelöst. Dass die Waage nach Ptolemäus und Melanchthon als männliches, Skorpion dagegen als weibliches Zeichen gelte, mache die Sache nicht einfacher.

Eigentlich sei das alles kein Problem für sie, diese Unklarheit, diese Unschärfe, sagte Birgit, doch hin und wieder sei sie davon überfordert.

Jedenfalls sei sie zu der Überzeugung gelangt, dass an dieser Stelle ein klarer Schnitt nötig sei. Ich verstünde das sicher.

Ich war erleichtert, als sie sich von mir trennte.

Ein runder Raum war in einem warmen Rot gehalten. Ein Uterus. Nur Zukunft. Keine Geschichte.

In einer Vitrine die Frauenfigur.

Vierzigtausend Jahre alt.

Die Figur war winzig. Fünf Komma acht Zentimeter, hieß es in der Beschreibung. Sie stand aufrecht in einem Glaskasten, von einem unauffälligen Draht gehalten.

Ich beugte mich hinunter. Die Figur schimmerte braun. Das Licht, das auf sie fiel, versank in den Bauchfalten, in den Achseln und in der Schamspalte. Die Stummelbeine liefen unten spitz zu.

Die großen Brüste standen weit auseinander.

Ich hatte mir die Figur größer vorgestellt, viel größer.

Ich sagte zum Jungen: »Die ist aus einem Mammutstoßzahn. Keiner weiß, warum die Beine unten so spitz sind.«

Der Junge sagte: »Vielleicht hat die Frau einfach an sich runtergeschaut und geschnitzt, was sie gesehen hat. Deshalb hat die Figur keinen Kopf.«

Der Junge verblüffte mich.

Ich sagte: »Wo hast du das denn her?«

Er sagte: »Das hast du selbst erzählt!«

Um eine Frau darzustellen, brauchte man keinen Mann.

Ich wusste immer bereits alles, doch ich vergaß es immer wieder neu.

Diese Figur, das war Kunst ohne Nimbus. Vor vielen Jahren hatte ich jede Kunst umarmt, egal, wie sehr Frieder gelästert hatte.

Später, in Berlin, lernte ich das Wort »Vernissage« kennen.

Kunst als Gelegenheit, sich kultiviert zu geben. Fauler Zauber und Flaschenbier.

Als die Kunst und der Zweck, zu dem sie eingesetzt wurde, zusammenfielen, verabscheute ich die Kunst wieder.

Auf einem langen Umweg war ich wieder bei der Herkunft angelangt.

Mir blieb die Kunst ohne Nimbus. Venus, Wildpferd, Löwenmensch.

Eine Schraffur im Fels, zwei, drei Kratzer, eine halbe Million Jahre alt. Solche Sachen.

Der Junge sagte noch einmal: »Das hast du selbst erzählt!«

Ich sagte: »Wenn du mit dem Gipsarm wedelst, siehst du aus, als ob du aus der Puppenkiste abgehauen wärst.«

Der Junge lachte. Er stakste mit ausgestreckten Armen zwischen den Vitrinen herum, ein Blechbüchsengeneral an unsichtbaren Fäden.

Wir gingen raus und hinüber zum Blautopf, der am Rand des Ortes lag. Ein winziger See. Wir gingen einmal drum herum. Kreisrund, pittoresk. Eine Schmiedemühle, ein hölzernes Wasserrad. Puppenstubenmittelalter.

Ich sagte: »Da unten ist eine Höhle.«

»Im See?«

»Man muss runtertauchen, wenn man in die Höhle reinwill. Man taucht erst nach unten, und dann taucht man waagrecht in den Berg rein, dahin, wo das Wasser herkommt.«

Ich erzählte dem Jungen von dem gelähmten Taucher, der sich ein U-Boot gebaut hatte, um in den See zu tauchen.

»Warum ist der gelähmt?«

»Der ist ein Mal zu schnell aufgetaucht.«

Auf dem Weg zurück zum Parkplatz boxte mich der Junge in die Seite. Er zeigte auf eine Hofeinfahrt.

Auf den Pflastersteinen stand ein kleiner knallblau bemalter Kochtopf. Ein Pfeil darauf wies in die Richtung, aus der wir kamen.

Wir blieben stehen und sahen den Topf an. Wir betrachteten die Einfahrt. Ein gemauerter Bogen, links und rechts der Fahrspur große Prellsteine.

Wir sahen in die Richtung, in die der Pfeil zeigte. Die Richtung, aus der wir gekommen waren.

Wir blickten wieder auf den Kochtopf.

Dann sagte der Junge: »Ach so!«

Ich sagte: »Ah. Jetzt habe ich es verstanden.«

Ich wollte weitergehen.

Der Junge blieb stehen.

Er sagte: »Entschuldigung.«

Ich sagte: »Wofür?«

»Ich wollte dich bloß erschrecken. Aber dann bin ich ausgerutscht. Und jetzt hast du so einen Ärger mit Mama.«

Ich sagte: »Mein Sohn war tot und ist wieder lebendig geworden.«

Der Junge sagte: »Und sie feierten ein Fest, oder?«

45

Die Betonwand neben dem Beifahrerfenster sah aus wie grau gestrichene Bretter. Das waren die Spuren der Holzverschalung.

Auf meiner Seite lag ein großer Zylinder. Er glänzte noch vom Teer. Das Hinterteil einer Straßenwalze, die auf einem Tieflader stand. Auf einem Tieflader, der im Stau stand wie wir.

Wir klemmten fest in einer Rinne voller Autos und Lastwagen. Tausende im Leerlauf knatternde Verbrennungsmotoren. Vor uns, quer über den Fahrspuren, ein großes gelbes Schild, ein schwarzer Pfeil nach vorn, STUTTGART-ZENTRUM. Das Schild kam ums Verrecken nicht näher.

»Um was geht es?«, rief ich.

Der Junge rief: »Ums Schalten! Links treten, am Knüppel schalten!«

Ich trat aufs Kupplungspedal und rührte mit dem Knüppel durch die Gänge.

»Was ist das?«

Der Junge beugte sich aus dem Fenster, doch ich konnte nichts erkennen.

Ich musste raten: »Ein Waschbär. Oder ein Dachs.«

Ich wusste nicht, wie ein Dachs aussah.

Der Junge sagte: »Das ist doch kein Dachs! Das ist ein Vogel! Eine Möwe oder so was!«

»Möwen gibt es hier nicht.«

Der Junge: »Dann ist es eine Taube. Oder ein Rabe.«

»Groß?«

Der Junge: »Riesig! Aber tot.«

»Welche Farbe?«

»Total schwarz. Jetzt guck doch mal!«

Wir fuhren am Bahnhof vorbei. An dem, was davon noch übrig war. Der Bahnhof sollte unter die Erde verlegt werden. Das große Gelände dahinter, wo heute noch die Gleise lagen, sollte bebaut werden.

Vom alten Bahnhof hatten sie bereits das meiste abgerissen, nur das Allerscheußlichste, das Hauptgebäude mit dem lächerlichen Turm, das hatten sie stehen lassen.

Ein Ritterburgenmonstrum, eine kindische Trutzburg gegen alles Undeutsche.

Die Burg war reiner Nazipomp, doch sie stammte aus dem Kaiserreich.

Oben auf dem Turm drehte sich ein riesiger Dreizack.

Frieder hatte eine ganze Schublade voll dieser Sterne besessen. Zu Weihnachten hatten wir sie poliert, auf eine Paketschnur gezogen und mit der Girlande die Küche dekoriert.

Hörst du, Fahrer, den Klang der Motoren,
spürst du des Motors stürmende Kraft?
Fühlst du die Herzen der Heimat schlagen,
die deine siegreichen Waffen schafft?
(Ein Marschlied des Reichsarbeitsdienstes, von 1941.)

Der Junge sagte: »Das sieht gar nicht aus wie der Flughafen.«

Ich sagte: »Das ist der Bahnhof.«

Der Junge: »Fahren wir mit dem Zug zurück?«

Er klang enttäuscht.

Ich sagte: »Den Rückflug haben wir doch verpasst.«

Ich hatte keinen Rückflug gebucht.

Der Junge: »Wir könnten mit dem Schiff fahren!«

Ich: »In welchen Fluss fließt die Fils?«

Der Junge: »In den Neckar.«

»Und wo fließt der hin?«

»In die Ostsee?«

Wir tauchten in die Tiefgarage. CAR RENTAL, ein Pfeil. Ich kurbelte, bis der Wagen auf einem der Parkplätze stand. Ich öffnete die Fahrertür einen Spalt und sah hinunter. Der Wagen stand nicht parallel zur Linie. Ich fuhr ein Stück vor, korrigierte, zurück. Noch einmal.

Das musste reichen.

Wir schleppten unser Gepäck durch eine Fußgängerröhre, die sie über die offene Baugrube gelegt hatten. Sie hatten Fenster in die Blechwände eingelassen. Da unten wurde der neue Bahnhof gebaut.

Zwischen den Fenstern hingen große Plakatbanner, eine Ausstellung, »Mobilität der Zukunft«.

In Niederdruckröhren, in denen fast kein Luftwiderstand entsteht, werden die Transportkapseln höchst energieeffizient bewegt.
(960 Kilometer pro Stunde. Noch ein bisschen schneller in Ulm.)

Wir hätten zum Neckar gehen können, sogar mit dem Gepäck. Das war nicht weit.

Wir hätten einen der langen Kieskähne gekapert und wären wirklich den Fluss abwärts gefahren, auf den Rhein, Rüdesheim, an den Hängen Weinbergstreifen, abwärts, Deutsches Eck, der Kaiser auf seinem Gaul, der alte Nazi, es war überhaupt viel einfacher, die Arschlöcher unterschiedslos als Nazis zu bezeichnen, der Kaiser war selbstverständlich ein Nazi, auch wenn er selbst es noch nicht wusste, abwärts durch das Ruhrgebiet (Rostmonster), durch die Niederlande, Kinderdijk mit Windmühlen, Rotterdam (ein deutsches Verbrechen im Westen), die Nordsee, dann hinüber, an den Stränden der Friesischen Inseln vorbei, Nebensaison, gelbe Punkte, die sich paarweise auf der Küstenlinie bewegten, dann aber wieder hinein, wieder ins Land hinein, aufwärts, gegen die Strömung, gegen das Babybadewasser, gegen das Leichenwasser, Hamburg, die Elbe hoch (am Ufer zwei Holzpantinen, da war einer ausgewandert), die Havel, Rathenow (der Backsteinkirchturm), der Wannsee, die weißen Ausflugsschiffe, aufwärts, die Spree, der Kühlturm (Reuter West), unter den niedrigen Brücken durch: Autobahn, Ringbahn. Die Ringbahn!

Das Kanzleramt mit dem kreisrunden Loch, Hauptbahnhof (Stummelkuppel), unter der Friedrichstraße hindurch, Preußischer Ikarus, Flügel aus Eisenguss. An Land, vom Kupfergraben mit der Straßenbahn nach Hause, alle zehn Minuten mit der 12, alle fünf Minuten mit der 1.

In der Eingangshalle des Bahnhofs saßen die Menschen, die gerade angekommen waren. Bleib hier. Geh weg.

Um sie herum lagen kleine, staubige Plastikrucksäcke.

Ein paar Helferinnen verteilten Wasser in Plastikflaschen.

Ein Junge, der auf dem Steinboden saß, die Knie angewinkelt, das Kinn auf die verschränkten Arme gestützt, sah herüber. Ich lächelte ihm zu. Er reagierte nicht.

Wir gaben den Mietwagenschlüssel ab.

Der Junge rannte auf der Abwärtsrolltreppe aufwärts. Er rempelte die Leute aus dem Weg und war noch vor mir oben.

Der Junge sagte: »Ich hab Durst.«

Wir kauften eine Cola für ihn und eine für mich.

Ich sagte: »Soll ich sie aufmachen?«

Der Junge sagte: »Geht schon.«

Mit dem Gips drückte er die Dose an sich. Mit der freien Hand zog er den Verschlussring auf.

Er trank einen Schluck und rülpste laut. Er lachte. Ich hob die Augenbrauen.

Der Junge warf die leere Dose auf die Erde und kickte sie in die Fußgängerröhre. Wir rannten, vom Schlenkern des umgehängten Gepäcks immer wieder in Richtungen gezogen, in die wir nicht wollten, und kickten die Dose zwischen uns hin und her. Das Geschepper hallte zwischen den Blechwänden.

Der Junge stolperte und stürzte. Ich erschrak.

Er saß auf dem Boden und weinte.

»Bist du auf den Arm gefallen?«

Er rieb sich das Knie.

Ich sagte: »Komm, steh auf, ich puste!«

Er verdrehte die Augen.

Ich sagte: »Du glaubst nicht mehr an Pusten, oder?«

Der Junge sah hinunter in die Baugrube.

Ich sagte: »Wir waren nicht Steine klopfen.«

Der Junge sagte: »Beim nächsten Mal. Holt Mama uns ab?«

Ich sagte: »Ich glaube.«

Es ruckte. Der Zug fuhr an.

Die Leute blickten auf ihre Laptops und Telefone.

Ich sagte: »Zehn mal zehn?«

»Einhundert.«

»Elf mal elf?«

»Einhunderteinundzwanzig.«

»Sehr gut. Zwölf mal zwölf?«

Klammer auf dreiunddreißig bis fünfundvierzig Klammer zu mal Klammer auf dreiunddreißig bis fünfundvierzig Klammer zu. Du mit deinen Nazis. Du siehst überall Nazis.

»Einhundertvierundvierzig.«

»Das ist ein Dutzend mal ein Dutzend. Früher hat man dazu ›Schock‹ gesagt.«

»Wie wenn man sich erschreckt?«

»Ja. Ein Dutzend Eier, ein Schock Eier. Zwölf Eier, hundertvierundvierzig Eier.«

Der Junge sagte: »An was ist der Opa gestorben?«

Er fixierte mich. Er wollte mir unbedingt in die Augen sehen. Er blinzelte, sah kurz zur Seite, dann fixierte er mich wieder.

Ich sagte: »Er war krank.«

Der Junge war bald älter als ich damals. Er begann das

Leben zu führen, das ich nicht geführt hatte. Ein Leben mit einem lebenden Vater.

Ich sagte: »Er hat sich das Leben genommen.«

Der Junge sah mich verständnislos an.

Ich sagte: »Er hat sich umgebracht.«

»Wie hat er das gemacht?«

»Er hat sich aufgehängt.«

Der Junge verstand nicht.

Ich sagte: »An einem Seil.«

»Warum?«

»Ich weiß es nicht.«

Urgroßvater, Großvater, Vater. Ertränkt, erschossen, erhängt. Pioniere zu Wasser, zu Lande und in der Luft. Ich war noch am Leben. Der Junge war noch am Leben.

So weit waren wir gekommen.

»Im Wald?«

Ich wusste nicht, wie er darauf kam.

Die meisten Menschen hängten sich im Wald auf. Wer einen Rest von Kraft und Klarheit in sich hatte, hängte sich nicht an einer Zimmertür auf, schon gar nicht, wenn ein Kind im Haus war.

»Nein, nicht im Wald.«

»Wo denn dann?«

»Ich hab davon erzählt, wie ich ihm hinterhergegangen bin um den Tisch, oder?«

»Ja. Tausend Mal.«

»Die Geschichte geht noch ein bisschen weiter. Soll ich erzählen?«

»Ja!«

»Ich bin ihm also hinterhergegangen, immer um den

Tisch rum. Immer wieder. Dann bin ich stehen geblieben.«

»Warum?«

»Ich hatte genug. Ich hab mich umgedreht und bin in die andere Richtung gegangen. Mein Vater ist also plötzlich vor mir gestanden.«

»Und dann?«

»Ich habe zu ihm gesagt: Grüß Gott. Er hat genickt. Ich bin weitergegangen, die Hände auf dem Rücken. Auf der anderen Seite des Tisches sind wir uns wieder begegnet. Ich habe gesagt: Grüß Gott.«

Der Junge kicherte.

»Er hat genickt. Ich bin fünfmal um den Tisch, zehnmal, Grüß Gott, Nicken, Grüß Gott, Nicken. Auf einmal war er weg. Er ist mir nicht mehr entgegengekommen. Ich bin weitergegangen, und dann habe ich den Kopf nach hinten gedreht während des Gehens. Mein Vater ist hinter mir gegangen, den Kopf gebeugt, den Blick zum Fußboden, und die Hände sind hinter seinem Rücken verschwunden. Er hat mir zugenickt und ist mir hinterhergegangen.«

Der Junge sagte: »Hat er dich angeschaut?«

Ich sagte: »Ja.«

»Welche Augenfarbe hatte er?«

»Braun. Wie du.«

Der Junge sah aus dem Fenster. Lärmschutzwände. Kurze Blicke auf Landschaft. Ödes, flaches Unterland.

Der Junge nahm meine Cola. Er trank einen Schluck und rülpste. Er hob die Augenbrauen und erwartete den Tadel.

Ich sagte: »Erinnerst du dich an das Plakat mit dem Clown?«

Der Junge überlegte.

Er sagte: »Das hing an einer Hoftür, auf dem Weg zum Kindergarten.«

»Wenn wir daran vorbeigegangen sind, hast du immer gesagt, dass Clowns erschossen gehören.«

»Wirklich?«

»Das hast du sogar noch gesagt, da war das Plakat schon lange fort.«

Der Junge lachte.

»Warum hast du das gesagt? Warum konntest du Clowns nicht leiden?«

»Ich weiß nicht. Ich glaube, weil sie mich nicht in Ruhe lassen. Ein Clown will immer was. Dass man lustig ist und so. Und er hört einfach nicht auf damit. Ja, eigentlich finde ich wirklich, dass alle Clowns erschossen gehören.«

Der Zug war auf der Schnellfahrstrecke. Er fuhr in den ersten Tunnel. Im Waggon fiel das Licht aus.

Ich sagte: »Nimm noch einen Schluck, das gleicht den Druck aus in den Ohren.«

Für einen Moment war es dunkel. Dann gewöhnten sich die Augen an das matte Licht aus den Monitoren und Displays.

Wir saßen oben auf der Treppe.

Ich hörte die Mutter schluchzen. Ich verstand nicht, was sie im Weinen sagte. Ich hörte die Stimmen von Männern. Das waren die Polizisten.

Es klingelte. Noch mehr Männer kamen. Es war mitten in der Nacht, und das Haus war voll mit fremden Männern.

Zwei Männer trugen eine Trage durch den Hausflur.

Vielleicht durfte ich morgen nicht zur Schule.

Ich hatte Angst, den Unterricht zu verpassen.

Jetzt würde ich in der Schule besonders gut sein müssen.

Irgendwann würde ich wieder zur Schule gehen.

Übermorgen vielleicht.

Ich wusste nicht, ob die Lehrer wissen würden, was geschehen war.

Ich wusste nicht, ob die anderen Kinder es wissen würden.

Ich wusste nicht, was ich in der Schule sagen sollte.

Ich konnte nicht schlafen gehen, solange ich nicht wusste, ob ich morgen zur Schule durfte.

Vielleicht durfte ich nie wieder zur Schule.

Vielleicht würde man mich IN OBHUT geben.

Der Bruder sagte: Wie geht es jetzt weiter?

Der Autor dankt sehr herzlich:

Daniela Böhle, Marlen Guld, Alexander Vecellio und Linda Vogt fürs Lesen und für die Kritik.

Dr. med. André Bönsch, Matthias Heinz, Andreas Krombacher und Maria Shubchyk für den fachlichen Rat.

Gunnar Cynybulk für Anregungen und hartnäckige Ermutigung, für die Spaziergänge, die Kritik und alles.